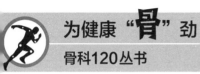

为健康"骨"劲

骨科120丛书

总顾问 刘昌胜 张英泽 戴尅戎
总主编 苏佳灿

肘关节镜
120问

主编 ◎ 王成龙 何崇儒 李德

上海大学出版社

图书在版编目(CIP)数据

肘关节镜120问 / 王成龙,何崇儒,李德主编.
上海:上海大学出版社,2024.7. --(为健康"骨"
劲 / 苏佳灿总主编). -- ISBN 978-7-5671-5034-8

Ⅰ.R687.4-44

中国国家版本馆 CIP 数据核字第 20240VK366 号

责任编辑　陈　露
助理编辑　张淑娜
封面设计　缪炎栭
技术编辑　金　鑫　钱宇坤

为健康"骨"劲

肘关节镜 120 问

王成龙　何崇儒　李　德　主编
上海大学出版社出版发行
(上海市上大路 99 号　邮政编码 200444)
(https://www.shupress.cn　发行热线 021-66135112)
出版人　戴骏豪

＊

南京展望文化发展有限公司排版
上海颛辉印刷厂有限公司印刷　各地新华书店经销
开本 890mm×1240mm　1/32　印张 3.75　字数 75 千
2024 年 8 月第 1 版　2024 年 8 月第 1 次印刷
ISBN 978-7-5671-5034-8/R·73　定价　58.00 元

序 言

"岁寒，然后知松柏之后凋也。"意为一个人的节操与品行，只有在困境中才能显现。而我等从医者，正是立志守护人身之"松柏"——强健的骨骼。

骨为身之干，支撑起生命的屹立不倒。然世间疾病千奇百怪，骨疾尤为凶险。有如暗夜突袭的骨折创伤，似无声蚕食的骨质疏松，或如幽灵般游走的骨肿瘤……无不考验着骨科医者的智慧与经验。

本丛书以"强骨"为宗旨，撷取骨科领域精华，解答患者关切。自创伤骨科到关节外科，从脊柱到四肢，举凡骨科疑难疑点，图文并茂，一一道来。寓医理于浅言，蕴经验于问答。言简意赅却包罗万象，通俗晓畅而雅俗共赏。

本丛书共 21 个分册，涵盖骨科所有常见疾病，是目前国内最系统、最全面的骨科疾病科普系列丛书。从骨折、骨不连等常见创伤，到骨性关节炎、骨质疏松等慢性病，从关节镜微创技术到修复重建难题，从骨科护理常识到康复指导，可谓全方位、多角度、立体化地解答骨科常见疾病诊疗问题。120 问的内容设计，聚焦读者最迫切的疑惑，直击骨科就诊最本质的需求，力求读者短时间内获取最实用的知识。这是一系列服务骨科医患共同的工具书,更是一座沟通医患的桥梁。

"岁月不居,时节如流。"随着人口老龄化加剧,骨科疾病频发。提高全民骨健康意识,普及骨科养生保健知识,已刻不容缓。我们坚信,树立正确观念,传播科学知识,能唤起公众对骨骼健康的关注,进而主动规避骨病风险。这正是本丛书的价值所在,亦是编写初衷。

让我们携手共筑健康之骨,守望生命之本,用"仁心仁术"抒写"岁寒不凋"的医者丰碑,用执着坚守诠释"松柏常青"的"仁爱仁医"。

"博观而约取,厚积而薄发",愿本丛书成为广大读者的良师益友,为患者带去希望,为医者增添助力。让我们共同守护人体这座最宏伟的"建筑",让健康的骨骼撑起每一个生命的风帆,乘风破浪,奋勇前行!

总主编 苏佳灿

2024 年 7 月

前　言

　　在医学领域,尤其是在骨科学中,肘关节的健康和功能对于个体的日常生活活动至关重要。随着社会的快速发展和人们生活节奏的加快,运动伤害、慢性劳损及老年退行性改变等导致的肘关节问题日益增多,这不仅影响了患者的正常生活,也对社会医疗资源造成了一定的压力。因此,普及肘关节疾病的相关知识,增强人们的预防意识和自我保健能力,就显得尤为迫切和重要。

　　《肘关节镜120问》是针对广大读者编写的一本科普书籍,旨在为读者提供关于肘关节健康的相关知识。我们通过问答的形式,精选了120个关于肘关节疾病的常见问题,覆盖了从解剖学基础、常见疾病类型、诊断治疗方法,到康复护理和预防保健等多个方面,以期打造一个系统化、多元化的知识平台。

　　在撰写本书的过程中,我们特别注重以下几点:

　　1. 专业性:确保内容是基于当前医学研究的最新进展,由业内资深专家进行审校和指导,力求准确无误地传达专业知识。

　　2. 针对性:针对常见的肘关节问题,提供详细的分析和解答,帮助读者对症下药,及时解决问题。

3. 易读性：用简洁明了的语言阐述复杂的医学概念，配合图解和实例，让读者即使没有专业背景也能轻松掌握关键信息。

4. 实用性：介绍实用的家庭护理技巧和预防措施，使读者在日常生活中能够有效避免肘关节疾病的发生或复发。

我们希望无论是普通大众还是医疗从业人员，都能从本书受益，提高对肘关节疾病的认识和处理能力。同时，我们也期望本书能成为医患沟通的桥梁，以帮助患者更好地理解医生的诊疗建议，从而促进治疗效果的提升和恢复期的缩短。

在此，我们要对所有参与编写、审阅和出版工作的同仁表示衷心的感谢。感谢他们无私奉献的精神和孜孜不倦的努力，使本书得以顺利完成。更要感谢每一位关注和选择本书的读者，愿您拥有健康的肘关节，享受充满活力的美好生活。

编　者

2024 年 6 月

目　录

第三篇　肘关节镜

第四篇 肘关节术后康复

第一篇
肘关节解剖

肘关节位于哪个部位?

　　肘关节位于上肢的上臂和前臂之间,它连接着上臂的肱骨和前臂的尺骨与桡骨。

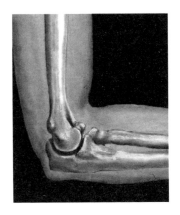

肘关节

肘关节的主要功能是什么?

　　肘关节的主要功能是实现上肢的屈曲和伸展运动,同时它也参与前臂的旋转运动。它是上肢的重要关节之一,使得我们能够实现各种手部动作和功能,如抓握、握持、推拉等。此外,肘关节还能提供上肢的稳定性和支撑力,使得我们能够正常进行日常生活和运动活动。

3 肘关节的运动范围是多少?

肘关节活动度的正常范围为屈曲约 145 度,伸展约 10 度,旋前约 90 度,旋后约 90 度。

4 肘关节疾病的手术治疗有哪些?

肘关节疾病的手术治疗方法根据具体病情和疾病类型而有所不同。以下是一些常见的、针对肘关节疾病的手术治疗方法:

(1)肘关节镜手术:肘关节镜手术是通过小切口将镜头插入肘关节,进行关节内部的检查和治疗。它可以用于修复软骨损伤、清除关节滑膜囊肿、修复韧带损伤等。

(2)肘关节骨折手术:肘关节骨折手术通常需要进行骨折复位和固定。手术方法可能包括内固定(使用金属板、螺钉等将骨折断端固定在一起)或外固定(使用外部支架固定骨折断端)。

（3）肘关节置换术：肘关节置换术是将受损的肘关节部分或全部替换为人工关节。这种手术常用于严重的肘关节退变、骨性关节炎或严重的肘关节损伤。

（4）肘关节固定术：肘关节固定术是通过使用金属板、螺钉或钢针等将关节固定在一起，以稳定关节和促进骨折愈合。这种手术常用于治疗肘关节骨折或关节不稳定。

（5）肘关节滑膜切除术：肘关节滑膜切除术是指切除肘关节滑膜的手术，用于治疗滑膜炎或滑膜囊肿。

（6）肘关节神经松解术：肘关节神经松解术是通过手术释放受压的尺神经或正中神经，以减轻神经痛和恢复神经功能。

这些手术治疗方法的选择取决于病情的严重程度、病因和患者的整体情况。在决定手术治疗之前，医生会进行详细的评估和诊断，并与患者讨论最合适的治疗方案。

5 肘关节关节液是什么颜色的?

正常情况下，关节液应该是无色或淡黄色、透明的，类似于水的外观。这是因为关节液主要是由水和一些溶解的物质组成的，如蛋白质、糖类和盐类等。

然而，当关节发生炎症、感染或其他疾病时，关节液的颜色可能会发生变化。以下是一些可能的关节液颜色变化及造成其变化的可能的原因：

（1）浑浊：如果关节液变得浑浊，可能是由关节炎、滑膜炎、感染或其他炎症反应引起的。原因可能是白细胞、蛋白质和细菌等的存在。

（2）红色或粉红色：如果关节液变成红色或粉红色，可能是由关节内出血引起的。原因可能是关节损伤、血管破裂或出血性疾病等。

（3）黄色或琥珀色：关节液若变成黄色或琥珀色，可能是由关节炎、滑膜炎、关节退行性变或其他疾病引起的。原因可能是蛋白质、细胞碎片和代谢产物等的存在。

关节液的颜色变化可能提示存在关节疾病或其他健康问题。如果关节液的颜色发生明显变化，建议及时就医进行诊断和治疗。医生可能会对关节液进行分析并做其他相关检查，以确定颜色变化的原因，从而制定相应的治疗计划。

6 肘关节关节液的质地如何？

正常情况下，关节液应该具有适当的黏稠度，以达到关节的润滑和缓冲效果。

关节液的黏稠度主要是由其中的黏多糖和蛋白质等分子组成决定的。这些分子可以形成一种黏稠的液体，以减少关节表面的摩擦和磨损。

然而，当关节发生炎症、感染或其他疾病时，关节液的质地可能会发生变化。以下是一些可能的关节液质地变化及造成其变化的可能的原因：

（1）稀薄：如果关节液变得稀薄，可能是由关节炎、滑膜炎或其他炎症反应引起的。原因可能是炎症细胞和液体的增加。

（2）黏稠：关节液若变得黏稠，可能是由关节退行性变、关节炎或其他疾病引起的。原因可能是蛋白质和其他分子的增加。

关节液的质地变化可能提示存在关节疾病或其他健康问题。如果关节液的质地发生明显变化，建议及时就医进行诊断和治疗。医生可能会进行关节液分析和其他相关检查，以确定质地变化的原因，并制定相应的治疗计划。

 肘关节关节液有哪些成分？

肘关节关节液主要由以下成分组成：

（1）水：关节液的主要成分是水，水占据了大部分的体积。

（2）黏多糖：关节液中含有一些黏多糖，如透明质酸和软骨素硫酸盐。这些黏多糖具有黏稠的特性，有助于润滑关节和缓冲压力。

（3）蛋白质：关节液中还含有一些蛋白质，如血浆蛋白、球蛋白和纤维蛋白等。这些蛋白质在维持关节液的黏稠度和润滑性方面起着重要作用。

（4）细胞：关节液中可能含有一些细胞,如滑膜细胞和白细胞等。这些细胞可以提供关节的免疫和修复功能。

（5）盐类和矿物质：关节液中还含有一些盐类和矿物质,如钠、钾、钙和磷等。这些物质在维持关节液的化学平衡和功能方面起着重要作用。

关节液的成分可以通过关节液分析来确定。医生可以通过抽取关节液样本,进行实验室检查,以评估关节液的成分和特性,从而帮助诊断和治疗相关的关节疾病。

 8 肘关节关节液的 pH 值是多少?

肘关节关节液的 pH 值通常在 7.35~7.45 之间,属于中性范围。pH 值是衡量液体酸碱性的指标,数值越低表示酸性越大,数值越高则表示碱性越大,而 7 表示中性。

关节液 pH 值的稳定性对于维持关节的正常功能是非常重要的。任何导致关节液 pH 值超出正常范围的情况,都可能对关节的正常功能产生不利影响。

关节液的 pH 值可以通过关节液分析来测量。医生可以通过抽取关节液样本,进行实验室检查,包括 pH 值的测量,以评估关节液的酸碱平衡情况。如果关节液的 pH 值异常,则可能需要进一步的诊断和治疗。

肘关节关节液的温度是多少?

　　肘关节关节液的温度通常与体温相近,约为 37℃。关节液的温度是由身体的代谢活动和周围组织的温度所决定的。

　　关节液的温度对于维持关节的正常功能非常重要。适当的温度可以保证关节液的黏稠度和润滑性,有助于减少关节的摩擦和磨损。

　　直接测量关节液的温度可能需要进行特殊的检查程序,通常需在医疗专业人员的指导下进行。

　　如果关节液的温度出现异常,可能是由关节的炎症、感染或其他疾病引起的。如果怀疑关节液的温度异常,建议及时就医进行诊断和治疗。医生可能会进行关节液分析和其他相关检查,以确定温度异常的原因,并制定相应的治疗计划。

肘关节关节液的压力是多少?

　　肘关节关节液的压力通常是正常大气压力(约为 101.3 kPa 或 760 mmHg)。关节液的压力是由关节液的体积和关节周围组织的压力所决定的。

　　正常情况下,关节液的压力应保持稳定,以维持关节的正常功能。适当的关节液压力有助于维持关节的润滑和缓冲效果,减少关节表面的摩擦和磨损。

关节液的压力可以通过关节液分析或其他相关检查来确定。医生可以通过抽取关节液样本，进行实验室检查，以确定关节液的压力和相关的关节疾病。

如果关节液的压力异常，可能是由关节炎、滑膜炎、感染或其他疾病引起的。如果怀疑关节液的压力异常，建议及时就医进行诊断和治疗。医生可能会进行关节液分析和其他相关检查，以确定压力异常的原因，并制定相应的治疗计划。

 肘关节关节液的浓度是多少？

肘关节关节液的浓度是指其中溶解物质的浓度。具体的浓度取决于液体中溶解的不同物质，如蛋白质、盐类、糖类等。

关节液中的蛋白质浓度通常较低，一般在 $1 \sim 4$ g/L 的范围内。盐类和矿物质的浓度通常与体液中的浓度相似，如钠、钾、钙等。

关节液中的糖类浓度较低，通常在 $2 \sim 5$ mmol/L 的范围内。另外，透明质酸是一种重要的糖类成分，其浓度通常在 $2 \sim 4$ mg/mL 之间。

关节液的浓度可以通过关节液分析来测量。医生可以通过抽取关节液样本，进行实验室检查，包括测量不同物质的浓度，以评估关节液的化学成分和相关的关节疾病。

如果关节液的浓度出现异常,可能是由关节炎、感染、代谢紊乱或其他疾病引起的。如果怀疑关节液的浓度异常,建议及时就医进行诊断和治疗。医生可能会进行关节液分析和其他相关检查,以确定浓度异常的原因,并制定相应的治疗计划。

12 肘关节关节液的浓度如何影响关节功能?

肘关节关节液的浓度对于关节功能有着重要影响。适当的关节液浓度有助于维持关节的正常功能。

(1)润滑和减少摩擦:关节液的适当浓度可以提供良好的润滑和减少摩擦的效果。关节液中的黏性物质,如透明质酸,可以减少关节表面的摩擦,使关节运动更加顺畅。另外,适当的浓度可以确保关节液具有适当的黏稠度,从而减少关节的磨损和损伤。

(2)营养供应:关节液中的营养物质可以为关节提供必要的营养供应。适当的浓度可以确保关节液中的营养物质充足,有助于维持关节软骨和其他组织的健康。

(3)缓冲作用:关节液的适当浓度还可以起到关节缓冲作用,减少关节在受力时的冲击和压力。这有助于保护关节结构,降低关节发生损伤和疼痛的风险。

如果关节液的浓度异常,可能会对关节功能产生不利影响。例如,关节液浓度过高或过低可能导致关节润滑不足,增加关节摩擦和磨损的风险。这可能造成关节疼痛、僵硬和功能障碍。

因此，维持关节液的适当浓度对于维持关节的正常功能是非常重要的。如果怀疑关节液浓度异常，建议及时就医以进行诊断和治疗。医生可以通过关节液分析和其他相关检查，确定浓度异常的原因，并制定相应的治疗计划。

13 肘关节关节液的浓度如何影响关节疾病的发生？

肘关节关节液的浓度可能会影响关节疾病的发生和进展。以下是一些可能的影响：

（1）关节炎：关节液的浓度异常可能与关节炎的发生和进展有关。关节炎是关节的炎症性疾病，它可能导致关节液的浓度增大或减小。浓度过高的关节液会引起炎症反应和关节损伤，而浓度过低的关节液又可能导致关节摩擦和磨损加剧。

（2）滑膜炎：滑膜炎是关节滑膜的炎症性疾病，可能导致关节液的浓度异常。滑膜炎可以引起关节液中炎症细胞和蛋白质的增加，从而改变关节液的浓度。这可能导致关节疼痛、肿胀和功能障碍。

（3）关节退行性变：关节液的浓度异常可能还与关节退行性变的发生和进展有关。关节退行性变是关节软骨的退化和磨损，可能导致关节液的浓度变化。浓度过高或过低的关节液可能导致关节软骨的营养不良和损伤加剧。

（4）关节感染：关节液的浓度异常可能会增加关节感染的风险。浓度过高或过低的关节液有可能影响免疫功能和抗菌能力，使关节更容易受到感染。

因此，关节液的适当浓度对于预防和管理关节疾病非常重要。如果怀疑关节液浓度异常，建议及时就医进行诊断和治疗。医生可以通过关节液分析和其他相关检查，确定浓度异常的原因，并制定相应的治疗计划。

第二篇
肘关节创伤

14 肘关节创伤是指什么?

肘关节创伤是指对肘关节区域发生的损伤,可能涉及骨骼、肌肉、韧带、滑囊等结构。

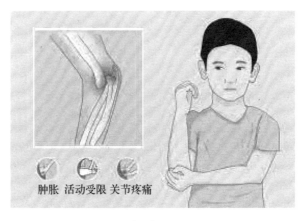

肿胀　活动受限　关节疼痛

肘关节创伤

15 肘关节创伤的常见原因有哪些?

肘关节创伤的常见原因包括跌倒、运动伤害、车祸、直接撞击、扭伤等。

16 肘关节创伤的症状有哪些?

肘关节创伤的症状可能包括疼痛、肿胀、泛红、活动受限、关节不稳定感以及肌肉无力等。

17 肘关节创伤的常见类型有哪些?

常见的肘关节创伤包括肘关节脱位、肘关节骨折、肘关节扭伤和肘关节滑囊炎等。

18 肘关节创伤有哪些特点?

肘关节创伤是指肘关节遭受外力作用,引起损伤或损伤后的病变。常见的肘关节创伤包括以下几种:

(1)骨折:肘关节骨折是最常见的肘关节创伤,可涉及肱骨、尺骨、桡骨或骨折的组合。常见的骨折类型包括肱骨髁间骨折、尺骨头骨折、桡骨头骨折等。

(2)脱位:肘关节脱位是指肱骨、尺骨和桡骨中的任意一根从正常位置脱离。常见的脱位类型包括前脱位、后脱位、桡骨头脱位等。

（3）软组织损伤：肘关节周围的软组织包括关节囊、韧带、肌肉、肌腱等。外伤可导致这些结构发生扭伤、拉伤、撕裂或断裂。

（4）关节积液：外伤后，肘关节周围的组织可能受损，引起液体异常积聚，形成关节积液。

（5）神经损伤：外伤还可能损伤关节周围的神经，导致感觉异常、运动障碍或肌力减退等症状。

对于肘关节创伤，需要及时就医进行评估和治疗，以避免后续并发症的发生。具体的处理方法和预后效果取决于损伤的类型和严重程度。

19 肘关节创伤的损伤机制是什么？

肘关节创伤具有多种损伤机制：

（1）直接暴力：当肘关节遭受直接的外力撞击或压力时，例如摔倒时手臂着地、碰撞、撞击物体等，均可能导致肘关节的损伤。

（2）间接暴力：当上肢在运动或承受力量时，突然受到外力作用，使肘关节承受过大的应力，例如运动中的扭曲、扭伤、拉伤等，都可能导致肘关节受到损伤。

（3）过度使用：长时间或重复性地进行某些动作，如抬重物、重复性运动等，可能会导致肘关节的过度使用，进而引起肌肉、韧带或肌腱的炎症、劳损或损伤。

（4）运动损伤：在运动中，如篮球、排球、网球等运动中，由于不当的动作或落地姿势不正，可能造成肘关节扭伤、骨折或脱位等损伤。

值得注意的是，具体的肘关节损伤机制还需要考虑个体差异、外力大小和方向、运动速度等因素的影响。对于肘关节损伤的确切机制，还需要结合具体的病史、体格检查和影像学检查来确定。

20 肘关节脱位是什么？

肘关节脱位是指肘关节中骨头的位置不正常，这通常是由外力撞击或扭伤引起的。

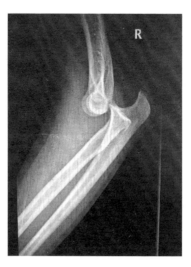

肘关节脱位

21 肘关节脱位的原因是什么？

肘关节脱位通常是由以下原因之一引起的：

（1）外力撞击：当肘关节受到强大的外力撞击时，例如跌倒时用手支撑地面或发生车祸时，可能导致肘关节脱位。

（2）扭伤：突然的旋转或扭转动作可能导致肘关节发生脱位，特别是当手臂处于伸直或半伸直状态时。

（3）运动伤害：某些运动，如篮球、橄榄球、摔跤等，可能导致肘关节脱位，尤其是在碰撞或扭转动作中。

（4）先天性因素：有些人可能天生肘关节就不稳定，这也会增加肘关节脱位的风险。

（5）关节松弛：关节松弛是指关节周围的韧带和肌肉过于松弛或受到损伤，这可能导致肘关节脱位更容易发生。

需要注意的是，肘关节脱位是一种严重的创伤，需要及时就医进行诊断和治疗。如果怀疑肘关节脱位，应尽快寻求医疗帮助。医生可以通过X线或其他影像学检查来确认诊断，并采取适当的治疗措施，如复位、固定和康复训练。

22 肘关节脱位如何处理？

肘关节脱位是一种紧急情况，需要及时处理。以下是肘关节脱位的处理方法：

（1）寻求医疗帮助：如果怀疑肘关节发生脱位，应立即就医。医生可以进行适当的诊断和处理。

（2）切勿自行复位：不要试图自行复位肘关节，因为这可能会导致进一步的损伤。只有在医生的评估和指导下，才能进行复位。

（3）控制疼痛和肿胀：在等待医疗救助期间，可以采取一些措施来缓解疼痛和减轻肿胀，如冷敷、提高手臂、避免活动等。

（4）医生复位：医生会在适当的条件下进行肘关节复位。这可能需要使用药物镇痛或局部麻醉来减轻疼痛，并通过适当的手法将肘关节恢复到正常位置。

（5）固定和康复：复位后，医生可能会使用石膏、绷带或其他支具来固定肘关节，以促进愈合。随后，医生可能会推荐康复训练和物理治疗，以恢复肌肉力量和关节功能。

需要注意的是，以上处理方法仅供参考。具体的处理方法会根据个体情况和医生的建议而有所不同。如果怀疑肘关节脱位，应尽快就医，以获取专业的诊断和治疗。

23 肘关节骨折的原因是什么？

肘关节骨折通常是由以下原因之一引起的：

（1）外力撞击：当肘关节受到强大的外力撞击，例如跌倒时用手支撑地面、发生车祸或遭受直接撞击时，可能导致肘关节骨折。

（2）跌倒：当人们用手支撑身体重量来减缓跌倒造成的冲力时，肘关节往往承受了巨大的压力，这可能导致骨折。

（3）运动伤害：某些运动，如滑板、滑雪、橄榄球等，可能会导致肘关节骨折，尤其是在碰撞或扭转动作中。

（4）骨质疾病：骨质疏松症、骨肿瘤等骨质疾病可能导致肘关节骨折更容易发生。

（5）骨折瘢痕：如果之前曾经发生过肘关节骨折，那么骨折处的瘢痕组织可能会增加骨折的风险。

需要注意的是，肘关节骨折是一种严重的创伤，需要及时就医以进行诊断和治疗。如果怀疑肘关节骨折，应尽快寻求医疗帮助。医生可以通过 X 线或其他影像学检查来确认诊断，并采取适当的治疗措施，如固定、手术修复和康复训练。

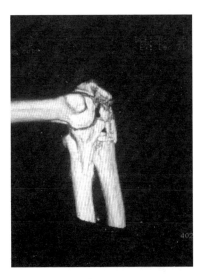

肘关节骨折

24 肘关节骨折的处理原则是什么？

肘关节骨折的处理原则包括以下几个方面：

（1）评估和诊断：医生会通过临床检查和影像学检查（如 X 线检查、CT 扫描）来评估骨折的类型、位置和严重程度，以制定适当的治疗方案。

（2）初步处理：在等待医疗救助期间，可以采取一些措施来缓解疼痛和减轻肿胀，如冷敷、提高手臂、避免活动等。

（3）骨折复位：复位是将骨折断端重新对齐的过程。这通常需要在手术室内，由医生进行。复位后，医生会使用适当的方法（如外固定、内固定）来固定骨折处，以促进愈合。

（4）手术修复：某些复杂的肘关节骨折还可能需要手术修复。手术的目的是通过使用钢板、螺钉、钢丝等内部固定物来稳定骨折部位，并恢复肘关节的功能。

（5）康复训练：在骨折部位固定后，医生通常会推荐进行康复训练和物理治疗。这包括肌肉强化、关节活动恢复、功能训练等，以帮助恢复肘关节的力量、灵活性和功能。

需要注意的是，具体的处理方法会根据骨折的类型、位置和严重程度而有所不同。医生会根据个体情况制定最合适的治疗计划。如果怀疑肘关节发生骨折，应尽快就医以获取专业的诊断和治疗。

25 肘关节骨折是否需要进行手术？

是否需要进行肘关节手术取决于多个因素，包括骨折的类型、位置和严重程度，以及患者的症状、年龄和健康状况等。只有经过医生的详细评估和诊断，才能确定是否需要进行手术治疗。

一般而言，以下情况可能需要进行肘关节手术：

（1）复杂骨折：如果肘关节骨折比较复杂，如关节面骨折、开放性骨折等，可能需要通过手术来恢复骨折部位的稳定性和关节功能。

（2）关节不稳定：如果肘关节存在严重的不稳定性，如发生了关节脱位、韧带撕裂等，可能需要手术来修复和重建关节结构。

（3）血管或神经损伤：如果肘关节骨折已经导致血管或神经损伤，可能需要手术来修复和恢复功能。

（4）骨折无法保持稳定：如果非手术治疗无法保持骨折部位的稳定性，可能需要手术来固定骨折部位并促进愈合。

（5）骨折影响功能恢复：如果肘关节骨折严重影响了手臂的功能恢复，如无法伸直或屈曲手臂，则可能需要手术来恢复正常的关节运动。

具体应咨询医生以获取准确的诊断和治疗建议。医生将根据患者的具体情况进行评估，并提供最合适的治疗方案。

26 肘关节手术的目的是什么?

　　肘关节手术的目的是通过手术干预来修复、重建或稳定肘关节的结构,以恢复肘关节的正常功能和减轻症状。具体的手术目的可能因个体情况和骨折类型而有所不同,以下是一些常见的肘关节手术的目的:

　　(1)骨折复位和固定:对于肘关节骨折,手术的目的是将骨折断端重新对齐,并使用内部固定物(如钢板、螺钉、钢丝等)来固定骨折部位,以促进骨折的愈合。

　　(2)关节稳定性恢复:对于关节不稳定的情况,手术的目的是修复和重建关节结构,如修复撕裂的韧带、重建关节囊或进行关节融合等,以恢复关节的稳定性。

　　(3)神经或血管修复:对于肘关节骨折所导致的神经或血管损伤,手术的目的是修复受损的神经或血管,以恢复关节功能和血液供应。

　　(4)关节软骨修复或置换:对于关节软骨损伤或退化,手术的目的是进行软骨修复术或关节置换术,以减轻疼痛、恢复关节功能,延缓关节退化进程。

　　(5)关节清理或去除异物:对于关节内的骨头碎片、软骨碎片或其他异物,手术的目的是清理关节内的异物,以减轻症状和恢复关节功能。

　　手术的具体目的会根据患者的具体情况和骨折类型而有所

不同。医生会根据临床评估和影像学检查结果来制定最合适的手术方案，以达到恢复肘关节功能和减轻症状的目的。

27 肘关节手术的风险和并发症有哪些?

肘关节手术的风险和并发症可能包括以下几个方面：

（1）感染：手术过程中可能会引入细菌，导致手术切口感染。感染的症状可能包括红肿、疼痛、发热等。

（2）出血：手术过程中可能会出血，尤其是在血管或血管周围结构受损的情况下。严重的出血可能需要进一步处理。

（3）血肿：手术后可能出现血肿，即血液在手术部位积聚。血肿可能导致疼痛、肿胀并压迫周围组织。

（4）神经或血管受损：手术过程中可能损伤周围的神经或血管，导致感觉或运动功能的损害。

（5）关节僵硬或运动受限：手术后可能会出现肘关节僵硬或运动受限，尤其是在手术后未及时进行物理治疗和康复训练的情况下。

（6）再骨折：手术后，骨折部位仍有可能再次发生骨折，尤其是在骨折没有完全愈合或手术固定不稳定的情况下。

（7）麻醉相关风险：手术过程中使用的麻醉药物可能引发过敏反应、呼吸抑制，或其他麻醉相关的并发症。

（8）瘢痕：手术切口可能留下瘢痕，尤其是在手术切口愈合不良或发生感染的情况下。

(9) 血栓形成:手术后,长时间的卧床休息和缺乏活动可能会增加血栓形成的风险,导致深静脉血栓形成或肺栓塞。

这些风险和并发症的发生率和严重程度可能因手术类型、患者个体差异和术后护理等因素而有所不同。在决定进行手术之前,医生会与患者详细讨论这些风险,并采取适当的预防措施来降低风险。如果在术后出现任何异常或并发症,应及时向医生报告。

 28 肘关节手术前患者需要进行哪些准备工作?

在接受肘关节手术治疗之前,患者需要进行一些准备工作。以下是一些常见的准备步骤:

(1) 医生咨询和评估:首先,患者需要咨询医生,进行肘关节问题的评估和诊断。医生将根据患者的症状、体格检查和影像学检查结果来确定是否需要进行手术治疗。

(2) 术前检查:在手术前,患者还可能需要进行一些术前检查,如血常规、心电图、X线或 MRI 等检查,以评估患者的整体健康状况并确定手术方案。

(3) 停止用药:在手术前,患者可能需要停用一些特定的药物,如抗凝药物、非甾体抗炎药等。务必在手术前咨询医生,并按照医生的指示停药。

（4）预防感染：在手术前，患者需要保持良好的个人卫生，并按照医生的建议预防性使用抗生素，以减少手术切口感染的风险。

（5）饮食和液体摄入：在手术前，患者可能需要遵循医生的指示，限制饮食和液体摄入的时间，以确保手术时胃部为空。

（6）安排康复计划：在手术前，患者可以与医生和康复师讨论康复计划。了解手术后的康复过程和康复训练的重要性，以便提前做好准备。

（7）安排术后照顾：手术后，患者可能需要一些帮助和照顾。应提前安排好术后的照顾和支持，以确保患者的舒适和康复。

患者应与医生讨论并遵循其具体指导和建议。医生将根据患者的个体情况和手术类型，为患者提供详细的准备指南。

29 肘关节手术需要住院吗？ 需要多长时间的康复？

肘关节手术是否需要住院及康复期的长短，取决于手术的类型、复杂程度及患者个体情况。以下是一般情况下的一些指导：

（1）住院：大部分肘关节手术并不需要长时间住院，而是可以在日间手术中完成，即手术当天就可以回家。然而，对于复杂的肘关节骨折或需要更长时间康复的情况，可能需要住院观察和治疗。

（2）康复期：肘关节手术的康复期因手术类型和个体差异而有所不同。一般来说，康复期可以持续数周到数月。在手术后的早期阶段，患者可能需要佩戴石膏或外固定器来保护手术部位，并限制关节活动。随着康复的进行，患者将逐渐开始进行物理治疗和康复训练，以恢复肘关节的功能和力量。

（3）康复计划：康复计划是肘关节手术后的重要部分。康复计划可能包括物理治疗、康复训练、肌肉强化、关节活动恢复和功能训练等。康复计划的具体内容和持续时间将根据手术类型、个体差异和康复进展而有所不同。康复师将根据患者的具体情况制定个性化的康复计划，并指导患者正确进行康复训练。

需要注意的是，以上只是一般指导，具体情况可能因手术类型和个体差异而有所不同。患者应与医生和康复师讨论，并遵循其指导和建议。医生将为患者提供详细的康复计划和指导，以帮助患者尽快恢复肘关节功能。

30 肘关节手术的具体步骤是什么？

肘关节手术的具体步骤可能因手术类型和个体情况而有所不同。以下是肘关节手术的一般步骤：

（1）麻醉：在手术开始之前，患者将接受麻醉，以确保手术过程中没有疼痛。麻醉方式可以是全身麻醉、局部麻醉或局部麻醉联合静脉镇静。

（2）手术准备：术前医生会清洁手术部位，并使用消毒剂消毒。医生可能会使用无菌布覆盖周围区域，以保持手术部位的清洁。

（3）切口：医生会根据手术类型和需要，选择适当的切口位置。切口通常位于肘关节周围，以便医生对需要进行修复、重建或稳定的结构进行操作。

（4）手术操作：根据手术目的，医生可能会进行以下操作之一：

骨折复位和固定：医生会重新对齐骨折的断端，并使用内部固定物（如钢板、螺钉、钢丝等）来固定骨折部位。

关节稳定性恢复：医生可能会修复撕裂的韧带、重建关节囊或进行关节融合等操作，以恢复关节的稳定性。

关节软骨修复或置换：医生可能会进行软骨修复术或关节置换术，以减轻疼痛、恢复关节功能和延缓关节退化进程。

（5）切口缝合和包扎：手术完成后，医生会缝合切口，并进行适当的包扎，以促进切口愈合。

（6）观察和恢复：在手术结束后，患者将被转移到恢复室或病房进行观察和恢复。医生和护士会监测患者的病情，并提供必要的药物治疗和护理。

请注意，以上只是肘关节手术的一般步骤，具体步骤可能因手术类型和个体情况而有所不同。患者应与医生讨论，并遵循其指导和建议。医生将为患者提供详细的手术计划和操作步骤。

31 肘关节手术需要全身麻醉还是局部麻醉？

肘关节手术可以使用全身麻醉或局部麻醉，具体的麻醉方式取决于手术的类型、手术的复杂程度、患者的健康状况以及患者和麻醉医生的共同决定。以下是一些常见的麻醉方式：

（1）全身麻醉：全身麻醉是一种将患者完全置于昏迷状态的麻醉方式。在全身麻醉下，患者会失去意识，从而无法感受到手术过程中的疼痛。全身麻醉通常适用于复杂的肘关节手术，此类手术往往需要较长的手术时间，且对患者的合作度要求较高。

（2）局部麻醉：局部麻醉是一种仅麻醉手术部位的麻醉方式。在局部麻醉下，患者保持清醒，但手术部位会被麻醉，以阻断疼痛信号。局部麻醉通常适用于较简单的肘关节手术，此类手术所需时间较短，且对患者的合作度要求较低。

在决定选择哪种麻醉方式时，医生和麻醉医生会综合考虑手术的复杂程度、患者的健康状况和个人偏好，以及手术团队的经验和专长。他们将与患者进行详细的讨论，共同来决定最合适的麻醉方式。

 32 肘关节手术后是否会有疼痛？ 如何管理疼痛？

肘关节手术后可能会出现一定程度的疼痛，这是正常的手术后反应。以下是一些常见的肘关节手术后疼痛管理方法：

（1）药物治疗：医生可能会开具一些止痛药物，如非处方的非甾体抗炎药（如布洛芬、对乙酰氨基酚）或处方的镇痛药（如阿片类药物），以帮助缓解手术后的疼痛。患者应按照医生的指示正确使用药物，并严格遵循剂量和用药频率说明。

（2）冷敷：在手术后的早期阶段，冷敷可以帮助减轻疼痛和肿胀。患者可以将冰袋或冷敷物轻轻敷在手术部位，每次持续15～20分钟，每天重复多次。

（3）抬高手术部位：在手术后，将手术部位抬高可以帮助减轻肿胀和疼痛。患者可以使用枕头或垫子将手术部位抬高，以促进血液循环和减轻压力。

（4）物理治疗和康复训练：物理治疗和康复训练在手术后的康复过程中起着重要作用。康复师会指导患者进行适当的运动和伸展，以帮助减轻疼痛、恢复关节功能和加速康复进程。

（5）康复设备和辅助工具：根据手术类型和康复需要，医生可能会推荐使用康复设备和辅助工具，如石膏、支架、护具等，以帮助稳定手术部位、减轻疼痛和促进康复。

患者应与医生和康复师讨论，并遵循其指导和建议。医生将根据手术类型和个体情况为患者提供详细的疼痛管理方案，并根据康复进程进行调整。如果疼痛严重或持续时间较长，应及时与医生联系。

33 肘关节手术后是否需要使用支具或固定装置？ 需要多长时间？

肘关节手术后，根据手术类型和个体情况，可能需要使用支具或固定装置来稳定手术部位，促进愈合和康复。以下是一些常见的支具或固定装置：

（1）石膏：石膏是一种常见的支具，主要用于固定手术部位，保护手术部位，并限制关节活动。石膏通常在手术后的早期使用，具体使用时间将根据手术类型和个体情况而定。石膏固定可能需要持续数周到数月，具体时间由医生根据康复进展来决定。

（2）外固定器：外固定器是一种金属框架，通过钉子或螺钉固定在骨骼上，用于稳定手术部位。外固定器通常用于复杂的肘关节骨折或需要更长时间的康复的情况。具体使用时间由医生

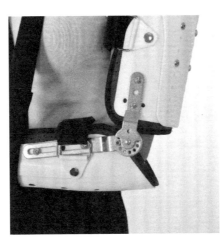

肘关节支具

根据康复进展来决定。

（3）护具或支架：护具或支架是一种可调节的装置，用于支持和稳定手术部位，可以允许一定程度的关节活动。护具或支架通常在手术后的康复阶段使用，以帮助恢复关节正常功能和力量。具体使用时间和类型由医生和康复师根据康复进展来决定。

34 肘关节手术后是否需要进行物理治疗和康复训练？

肘关节手术后通常需要进行物理治疗和康复训练。物理治疗和康复训练在手术后的康复过程中起着重要作用，旨在帮助减轻疼痛、恢复关节功能、增加肌肉力量和改善运动范围。以下是物理治疗和康复训练的一些常见目标和方法：

（1）减轻疼痛和肿胀：物理治疗师可能会使用冷疗、热疗、电疗等方法来减轻手术后的疼痛和肿胀。

（2）恢复关节活动和灵活性：物理治疗师会指导患者进行适当的关节活动和伸展运动，以帮助恢复肘关节的正常运动范围和灵活性。

（3）增加肌肉力量和稳定性：通过特定的肌肉锻炼和强化训练，物理治疗师可以帮助患者增加肘关节周围肌肉的力量和稳定性，以支持关节的正常功能。

（4）功能训练：物理治疗师会指导患者进行日常生活中的功

能性训练,如握力训练、抓取和放置物品、日常生活活动模拟等,以帮助患者恢复正常的手臂和肘关节功能。

(5)康复设备和辅助工具:根据手术类型和康复需要,物理治疗师可能会推荐使用康复设备和辅助工具,如抗阻力带、手指握力器等,以辅助康复训练并促进康复进程。

物理治疗和康复训练的具体内容和进度将根据手术类型、个体情况和康复进展而定。患者应与医生和康复师讨论,并遵循其指导和建议。医生将为患者制定个性化的康复计划,并定期评估和调整康复进程。坚持康复训练和遵守康复计划对于恢复肘关节功能至关重要。

35 肘关节手术后是否会有瘢痕?

肘关节手术后可能会留下瘢痕。瘢痕是身体在创伤或手术愈合过程中发生的一种自然反应,它是皮肤组织修复的结果。以下是一些与肘关节手术相关的瘢痕的常见情况:

(1)线性瘢痕:线性瘢痕是最常见的一种瘢痕类型,通常呈现为手术切口或切口周围的直线状瘢痕。这种瘢痕通常会逐渐变淡,并在数月到一年的时间内逐渐平坦和柔软。

(2)瘢痕增生:在某些情况下,瘢痕可能会过度增生,形成肥厚的瘢痕。这种情况可能会导致瘢痕突起,呈红色或紫色,并且可能会引起瘙痒或不适感。瘢痕增生的风险因素包括个体遗传因素、手术创伤的严重程度和感染等。

（3）瘢痕疙瘩：瘢痕疙瘩是指瘢痕区域下方的结节状组织，可能会导致瘢痕区域的突起和不适感。这种情况可能需要进行额外的治疗，如局部注射类固醇或手术切除。

为了最小化瘢痕的出现和影响，可以采取以下措施：

（1）保持手术部位清洁和干燥，以避免感染。

（2）避免过度拉伸或刺激手术部位，以防止瘢痕增生。

（3）使用医生推荐的瘢痕护理产品，如硅胶凝胶或膏药，以促进瘢痕愈合和减少瘢痕的外观。

（4）遵循医生和康复师的指导，进行适当的伤口护理和康复训练，以促进手术部位的愈合和功能恢复。

如果患者对手术后的瘢痕有任何疑虑或问题，应咨询医生。他们可以为患者提供更详细的信息和建议，并根据患者的具体情况制定适当的瘢痕管理计划。

36 肘关节手术后是否会有感染的风险？如何预防感染？

肘关节手术后可能存在感染的风险。由于手术过程中，皮肤和组织被打开，可能导致细菌进入手术部位并引发感染。以下是一些预防感染的常见措施：

（1）术前准备：在手术前，医生会进行适当的术前准备，包括进行皮肤消毒和使用抗菌药物。这有助于减少手术部位的细菌数量,降低感染的风险。

（2）术中无菌操作：手术过程中,医生和护士会采取无菌操作措施,包括穿戴手术手套、使用无菌器械和器具,并保持手术部位干净和无菌。

（3）术后伤口护理：术后,正确的伤口护理对于预防感染至关重要。医生会指导患者如何正确清洁和处理手术伤口,并可能会建议使用抗菌药膏或敷料。

（4）使用抗生素：根据手术类型和个体情况,医生可能会在手术后开具抗生素药物,以预防感染。患者应按照医生的指示正确使用抗生素,并完成整个疗程。

（5）保持手术部位干燥和清洁：在康复期间,保持手术部位的干燥和清洁非常重要。应避免手术部位长时间浸泡在水中,同时要避免使用刺激性的化学物质清洁手术部位。

（6）遵循医生和康复师的指导：患者应遵循医生和康复师的指导和建议,包括定期前去复诊和康复评估。及时报告任何异常,如红肿、渗液及发热等。

如果注意到手术部位出现红肿、渗液、发热、疼痛加剧或其他异常,应立即与医生联系。这可能是感染的迹象,需要及时治疗。

患者应与医生讨论并遵循他们的指导和建议,以最大程度地减少感染风险。由于每个人的情况不同,医生会根据患者的具体情况提供个性化的感染预防措施。

37 肘关节手术后是否会有血肿或淤血的风险? 如何处理?

肘关节手术后可能会出现血肿或淤血。血肿是指血液在手术部位积聚,而淤血是指血液在组织中滞留而引起的局部充血。以下是一些血肿或淤血的常见处理方法:

(1)冷敷:在手术后的早期,冷敷可以帮助减轻血肿和淤血症状。患者可以将冰袋或冷敷物轻轻敷在手术部位,每次持续15～20分钟,每天重复多次。

(2)抬高手臂:将手臂抬高放置,有助于减轻血液在手术部位的积聚和淤血。应尽量避免长时间保持手臂下垂的姿势。

(3)压迫包扎:医生可能会建议患者使用压迫包扎来减轻血肿和淤血。正确使用弹性绷带或穿压迫袜,但注意不要过紧,以免影响血液循环。

(4)避免剧烈活动:在康复期间,避免剧烈活动或过度使用手臂,以免加重血肿和淤血症状。

(5)康复训练:按照医生和康复师的指导进行适当的康复训练,可以帮助促进血液循环和淤血的吸收。

如果血肿或淤血症状严重或持续不退,应及时与医生联系。他们可能会建议进一步的治疗,如物理治疗、抽吸血肿或其他干预措施。

38 肘关节手术后是否会有神经或血管损伤的风险？ 如何预防和处理？

肘关节手术后可能存在神经或血管损伤的风险，尤其是在手术过程中当操作靠近神经和血管的结构时。以下是一些预防和处理神经或血管损伤的常见方法：

（1）术前评估：在手术前，医生会进行详细的评估，包括检查神经和血管的位置和功能。这有助于了解手术部位的解剖结构，并采取适当的预防措施。

（2）术中谨慎操作：手术过程中，医生会采取谨慎的操作技术，以避免损伤神经和血管。他们可能会使用显微镜或其他辅助工具来提高手术的精确性和安全性。

（3）监测神经和血管功能：在手术过程中，医生会监测神经和血管的功能，以及任何异常情况的出现。这有助于及时发现并处理潜在的神经或血管损伤。

（4）康复训练：在康复期间，正确的康复训练可以帮助恢复神经和血管的功能。物理治疗师会指导患者进行适当的康复训练，以促进神经和血管的功能恢复。

如果患者在手术后注意到任何神经或血管功能异常，如感觉异常、麻木、无力、血流不畅等，应立即与医生联系。他们将进行进一步的评估和处理，可能包括神经电生理检查、血管超声检查等。

39 肘关节手术后是否会有肘关节僵硬或运动受限的风险? 如何预防和处理?

肘关节手术后可能存在肘关节僵硬或运动受限的风险。手术过程中,肌肉、韧带和其他结构可能会受到损伤,导致肘关节的僵硬和运动受限。以下是一些预防和处理肘关节僵硬或运动受限的常见方法:

(1)康复训练:康复训练是预防和处理肘关节僵硬的关键。物理治疗师会指导患者进行适当的康复训练,包括肌肉强化、关节活动性训练和伸展等。这有助于恢复肘关节的正常运动范围和功能。

(2)早期活动:在手术后的早期,医生和物理治疗师可能会鼓励患者进行早期活动,以避免肘关节僵硬。这包括进行轻度的主动和被动关节活动,以保持关节的灵活性。

(3)持续运动:在康复期间,持续进行适当的运动和活动对于预防肘关节僵硬非常重要。患者应遵循物理治疗师的指导,进行适当的肌肉强化和关节活动性训练。

(4)使用热敷:在康复期间,热敷可以帮助放松肌肉和韧带,促进血液循环,并减轻肘关节僵硬的症状。患者应遵循医生或物理治疗师的建议,正确进行热敷。

(5)避免过度使用:在康复期间,应避免过度使用手臂和肘关节,以免加重肘关节的炎症和僵硬。患者应遵循医生和物理治疗师的指导,逐渐增加活动强度和频率。

如果患者在康复期间注意到肘关节出现僵硬或运动受限的症状，且没有改善或者发生恶化，应及时与医生和物理治疗师联系。他们可能会进行进一步的评估，并调整康复计划以更好地处理肘关节僵硬或运动受限。

40 肘关节手术后是否会有血栓形成的风险？如何预防？

肘关节手术后可能存在血栓形成的风险。手术过程中，肌肉活动减少、长时间卧床和手术部位的创伤等因素都可能增加血栓形成的风险。以下是一些预防血栓形成的常见方法：

（1）早期活动：在手术后的早期，医生和物理治疗师可能会鼓励患者进行早期活动，以促进血液循环和预防血栓形成。这包括进行轻度的主动和被动关节活动，并逐渐增加活动强度和频率。

（2）长时间卧床休息期间的活动：如果患者需要长时间卧床休息，医生和护士可能会建议进行一些床上的活动，如踝关节运动、腿部抬高等，以促进血液循环。

（3）使用弹力袜或压力装置：医生可能会建议患者在手术后使用弹力袜或压力装置，以帮助促进血液循环和预防血栓形成。患者应按照医生的指示正确佩戴和使用。

（4）抗凝药物：根据手术类型和个体情况，医生可能会在手术后开具抗凝药物，以预防血栓形成。患者应按照医生的指示正确使用抗凝药物,并完成整个疗程。

(5) 避免长时间静止:在康复期间,要避免长时间静止不动,尽量避免长时间坐卧不动或长时间保持同一姿势。定期进行活动和伸展,以促进血液循环。

(6) 饮食和水分摄入:保证良好的饮食和水分摄入,这有助于维持血液的稀释和流动性。

如果患者注意到任何血栓形成的症状,如肿胀、疼痛、发红、发热等,应立即与医生联系。他们将进行进一步的评估和处理,可能包括超声检查、血液检查等。

 肘关节手术后是否会有肘关节不稳定的风险? 如何处理肘关节不稳定?

肘关节手术后可能存在肘关节不稳定的风险。手术过程中,可能会涉及肌肉、韧带和其他结构的修复或重建,但有时这些结构可能无法完全恢复到其原始的稳定性。以下是一些处理肘关节不稳定的常见方法:

(1) 康复训练:康复训练是处理肘关节不稳定的关键。物理治疗师会指导患者进行适当的康复训练,包括肌肉强化、平衡和稳定性训练等。这有助于增强肌肉力量和韧带的支持,从而提高肘关节的稳定性。

(2) 使用支具:医生可能会建议患者在康复期间使用支具,如肘关节支具或护具,以提供额外的稳定性和支持。患者应按照医生的指示正确佩戴和使用支具。

（3）避免过度使用：在康复期间，应避免过度使用手臂和肘关节，以免加重肘关节的不稳定。应遵循医生和物理治疗师的指导，逐渐增加活动强度和频率。

（4）手术修复：对于严重的肘关节不稳定，可能需要进行手术修复。手术的具体方法取决于损伤的程度和类型，可能包括肌肉和韧带的重建、关节固定或其他手术技术。

如果患者在康复期间注意到肘关节不稳定的症状没有改善或发生恶化，应及时与医生和物理治疗师联系。他们将进行进一步的评估，并根据患者的具体情况调整康复计划，以更好地处理肘关节不稳定。

 肘关节手术后是否会有再骨折的风险？如何预防？

肘关节手术后可能存在再骨折的风险。手术过程中，可能会涉及骨骼的修复或重建，但手术后的骨骼可能仍然较脆弱或容易受伤。以下是一些预防再骨折的常见方法：

（1）遵循医生和物理治疗师的指导：遵循医生和物理治疗师的指导和建议非常重要。他们会根据手术类型和个体情况为患者提供特定的预防措施和康复计划。

（2）避免过度使用：在康复期间，应避免过度使用手臂和肘关节，以免增加再骨折的风险。患者应遵循医生和物理治疗师的指导,逐渐增加活动强度和频率。

(3)使用支具：医生可能会建议患者在康复期间使用支具,如肘关节支具或护具,以提供额外的支持和保护。患者应按照医生的指示正确佩戴和使用支具。

(4)饮食和营养：保证良好的饮食和营养对于骨骼的健康非常重要。确保摄入足够的钙、维生素 D 和其他关键营养素,以促进骨骼的强壮和愈合。

(5)避免危险活动：在康复期间,要避免从事危险的活动或运动,以免增加再骨折的风险。患者应遵循医生和物理治疗师的指导,避免肘部承受过大的压力或冲击。

如果患者在康复期间注意到任何骨折的症状,如剧烈疼痛、肿胀、畸形等,应立即与医生联系。他们将进行进一步的评估和处理,可能包括 X 线检查或其他影像学检查。

43 肘关节手术后是否需要进行定期的随访和检查?

肘关节手术后通常需要进行定期的随访和检查。这些随访和检查的目的是评估手术部位的康复情况,以确保手术效果良好,并及时发现和处理任何并发症或康复问题。

具体的随访和检查的频率和时间将根据手术类型、个体情况和康复进展而定,这通常由医生和物理治疗师来确定。一般来说,最初的随访可能会在手术后几天或几周内进行,以评估手术创口的愈合情况和开始康复计划。随后的随访可能会在数周或数月后进行，以评估康复进展、肌肉力量和关节功能的恢复情况。

在随访和检查期间，医生和物理治疗师可能会进行以下操作：

（1）体格检查：医生会检查手术部位的创口愈合情况、肿胀、疼痛和关节活动范围。他们还可能检查肌肉力量和关节稳定性。

（2）影像学检查：医生可能会要求进行 X 线、MRI 或 CT 扫描等影像学检查，以评估骨骼愈合情况、关节对齐情况和其他结构的状态。

（3）功能评估：物理治疗师可能会进行功能评估，包括测量关节活动范围、肌肉力量和功能恢复程度。他们还可能进行康复训练和指导，以帮助患者恢复正常的日常生活活动和运动功能。

定期的随访和检查对于监测康复进展、及时调整康复计划和处理任何问题均非常重要。患者应与医生和物理治疗师保持密切联系，并按照其建议进行随访和检查。

 肘关节手术后是否会有长期的后遗症或功能障碍？

肘关节手术后可能会出现一些长期的后遗症或功能障碍，但具体情况会因手术类型、个体差异和康复过程而有所不同。以下是一些可能的后遗症和功能障碍：

（1）关节僵硬：手术后,肘关节可能会出现僵硬,导致关节活动范围受限。这可能是由手术后瘢痕组织的形成、关节囊的收缩或肌肉的紧张等原因引起的。物理治疗和康复训练可以帮助恢复关节的活动范围。

（2）功能受限：手术后,肘关节的功能可能会受到影响,如握力减弱、抓握能力下降、手臂伸展或屈曲受限等。这可能是由手术对肌肉、韧带或神经的影响引起的。物理治疗和康复训练可以帮助恢复肌肉力量和功能。

（3）疼痛：手术后可能会出现肘关节疼痛,尤其是在康复期间或活动过度时。这可能是由手术创口的愈合、肌肉疲劳或关节炎等原因引起的。医生可能会建议使用药物管理疼痛,并根据需要进行物理治疗。

（4）感觉异常：手术后,可能会出现肘关节周围的感觉异常,如刺痛、麻木或刺痒等。这可能是由于手术对神经的影响导致的。在一般情况下,这些感觉异常可能是暂时的,但在某些情况下可能是长期的。

（5）再骨折：手术后,肘关节可能仍然较脆弱或容易受伤,这增加了再骨折的风险。患者应遵循医生和物理治疗师的指导,避免过度使用手臂和肘关节,并采取预防措施来减少再骨折的风险。

患者应与医生和物理治疗师共同讨论,并遵循其指导和建议。他们将根据患者的具体情况提供个性化的康复计划,并定期评估和调整康复进程。

45 肘关节手术后是否可以恢复到正常的肘关节功能?

肘关节手术后,大多数人可以恢复到接近或达到正常的肘关节功能。恢复的具体程度取决于手术类型、个体差异、康复质量和个人努力。

在康复过程中,物理治疗师将制定个性化的康复计划,包括肌肉强化、关节活动范围恢复、功能训练和日常生活活动指导等。这些康复措施旨在帮助恢复患者的肌肉力量、关节稳定性和日常生活活动功能。

然而,需要注意的是,每个人的康复过程和恢复时间都是不同的。有些人可能会在几个月内恢复到正常功能,而其他人可能需要更长的时间。此外,一些人可能会在手术后仍然感受到轻微的不适或功能限制,但这通常不会严重影响日常生活。

重要的是,患者要遵循医生和物理治疗师的指导,并积极参与康复过程。应及时进行康复训练,保持良好的姿势和体位,避免过度使用手臂和肘关节,保持合理的饮食等,这些都有助于促进肘关节功能的恢复。

如果患者在康复过程中遇到任何问题或感到不适,应及时与医生和物理治疗师联系。他们将做进一步的评估和处理,并调整康复计划以满足患者的特定需求。

46 肘关节手术后是否可以恢复到正常的活动水平?

　　肘关节手术后,大多数人是可以恢复到正常的活动水平的。然而,恢复到正常活动水平的时间和程度会因手术类型、个体差异和康复质量而有所不同。

　　逐渐增加活动强度和频率是康复过程中的关键。开始时,可能需要限制某些活动或运动,以免过度使用手臂和肘关节。不过随着康复的进展,可逐渐恢复正常的日常生活活动和运动,如握力、抓握、抬举物品、伸展和屈曲等。

47 肘关节手术后是否可以进行体育活动或重体力劳动?

　　肘关节手术后,是否可以进行体育活动或重体力劳动取决于手术类型、个体差异和康复质量。在康复过程中,医生和物理治疗师将根据患者的具体情况和手术类型来评估康复进展,并给出相应的建议。

　　对于一些简单的肘关节手术,如关节镜手术或肌腱修复手术,患者可能会在几个月内恢复到体育活动或轻体力劳动的水平。然而,对于更复杂的手术,如关节置换手术或重建手术,所需的恢复时间可能会更长。

　　医生和物理治疗师将根据患者的康复进展和手术类型来指

导何时可以开始进行体育活动或重体力劳动。他们可能会建议患者遵循以下原则：

（1）逐渐增加活动强度：开始时，可能需要限制某些活动或运动，以免过度使用手臂和肘关节。随着康复的进展，可逐渐增加活动强度和频率。

（2）避免过度使用：在康复期间，应避免过度使用手臂和肘关节，以免引起新的损伤或延缓康复进程。

（3）使用适当的保护措施：在进行体育活动或重体力劳动时，应使用适当的保护装备，如护肘、护腕或护具，以减少再受伤的风险。

（4）监测症状：在进行体育活动或重体力劳动时，要密切关注肘关节的症状，如疼痛、肿胀或不适。如果出现任何不适或症状加重，应立即停止活动并咨询医生。

重要的是，患者应遵循医生和物理治疗师的指导，并与其保持密切联系。医生将根据患者的具体情况提供个性化的康复计划，并在适当的时候给出可以进行体育活动或重体力劳动的建议。

 肘关节手术后是否需要调整饮食或生活习惯？

肘关节手术后，通常不需要调整饮食或生活习惯。然而，以下几点可能值得注意：

（1）营养均衡：良好的饮食对康复非常重要。确保摄入足够的蛋白质、维生素和矿物质，以支持肌肉修复和康复过程。患者可具体咨询营养师，以便制定适合自己康复需求的饮食计划。

（2）控制体重：保持适当的体重有助于减轻肘关节的负担，促进康复。如果患者超重或肥胖，应与医生和营养师合作，制定适合自己的体重管理计划。

（3）避免过度使用：在康复期间，应避免过度使用手臂和肘关节，以免引起新的损伤或延缓康复进程。患者需遵循物理治疗师的建议，避免重复或过度的活动。

（4）保持良好的姿势和体位：在日常生活中，保持良好的姿势和体位有助于减轻肘关节的压力。避免长时间保持同一姿势，尤其是对肘关节造成压力的姿势。

（5）避免过度使用药物：如果医生建议使用药物管理疼痛或炎症，应确保按照医生的指示使用，并避免过度使用药物。

患者应与医生和物理治疗师讨论，并遵循其指导和建议。医生将根据患者的具体情况提供个性化的康复计划，并提供有关饮食和生活习惯的建议。

49 肘关节手术后是否会有其他医疗费用或后续治疗的需求？

肘关节手术后可能会有其他医疗费用或后续治疗的需求，具体取决于手术类型、康复进展和个体差异。以下是一些可能的费用和治疗需求：

（1）康复治疗费用：康复治疗是肘关节手术后的重要组成部分，旨在帮助恢复患者的肌肉力量、关节稳定性和日常生活活动功能。康复治疗费用可能包括物理治疗、康复设备和康复训练的费用。

（2）随访和复查费用：手术后可能需要进行多次随访和复查，以评估康复进展和手术效果。这些随访和复查可能涉及就诊费用、X线或其他影像学检查的相关费用等。

（3）药物费用：手术后可能需要使用药物管理疼痛、炎症或预防感染。药物费用可能包括处方药、止痛药、抗生素等的费用。

（4）辅助治疗费用：根据康复进展和个体需求，可能需要进行其他辅助治疗，如针灸、按摩等。这些治疗可能会产生额外的费用。

（5）手术后的复发或并发症治疗费用：在一些情况下，手术后可能会导致复发或并发症，需要进一步的治疗。这可能包括再次手术、药物治疗或其他治疗措施，这些都可能产生额外的费用。

患者应请与医生和保险公司讨论具体的费用和保险覆盖范围。他们将能够提供更准确的信息，并帮助患者规划和管理相关医疗费用。

 50 肘关节手术后是否可以驾驶车辆或进行其他日常生活活动？

肘关节手术后，患者可能需要一段时间来适应手术部位的康复。在康复过程中,患者可能需要限制某些活动或运动,以免过度使用手臂和肘关节。这可能会对患者的日常生活活动产生一定的影响,这包括驾驶车辆和其他日常生活活动。

具体是否可以驾驶车辆或进行其他日常生活活动,取决于手术类型、康复进展和个体差异。以下是一些一般性的指导原则:

(1)驾驶车辆:在手术后的早期,患者需要避免驾驶车辆,因为手术部位可能还在康复中,尚未痊愈的手术伤口会影响患者的握力、灵活性和反应能力。患者应遵循医生和物理治疗师的建议,等到手臂和肘关节恢复足够的稳定性和功能后,再考虑驾驶车辆。

(2)日常生活活动:在康复过程中,患者可能需要逐渐恢复正常的日常生活活动。这可能包括轻度的家务活动、步行、上下楼梯等。然而,患者应避免过度使用手臂和肘关节,以免引起新的损伤或延缓康复进程。在此期间,患者应遵循医生和物理治疗师的建议,逐渐增加活动强度和频率。

由于个体差异,每个人的康复过程和恢复时间都是不同的。患者应遵循医生和物理治疗师的指导,并与其保持密切联系。他们将根据患者的具体情况提供个性化的康复计划,并给出驾驶车辆和进行其他日常生活活动的相关建议。

 肘关节手术后是否可以洗澡或进行其他个人卫生活动?

肘关节手术后,患者通常可以进行洗澡和其他个人卫生活动。然而，具体是否可以打湿手术部位以及如何进行个人卫生活动，取决于手术类型、康复进展和个体差异。以下是一些一般性的指导原则：

（1）洗澡：在手术后的早期，可能需要避免将手术部位浸泡在水中，以免感染或影响伤口愈合。患者可以使用湿巾或湿毛巾进行局部清洁，避免直接接触手术部位。患者应遵循医生和物理治疗师的建议，等到手臂和肘关节愈合后，再考虑打湿手术部位。

（2）伤口护理：如果手术部位有伤口，应遵循医生的指示进行伤口护理。这可能包括清洁伤口、更换敷料或使用抗菌药膏。确保遵循医生的建议，以促进伤口的愈合和预防感染。

（3）使用保护措施：在进行个人卫生活动时，应采取适当的保护措施，如避免直接接触手术部位、避免过度使用手臂和肘关节。要遵循医生和物理治疗师的建议，以减少再受伤的风险。

由于个体差异，每个人的康复过程和恢复时间都是不同的。患者应遵循医生和物理治疗师的指导，并与其保持密切联系。他们将根据患者的具体情况提供个性化的康复计划，并给出进行洗澡和其他个人卫生活动的相关建议。

 肘关节手术后是否需要特殊的休息和睡眠姿势？

肘关节手术后必须要用三角巾或前臂固定带来固定肘关节

于 90° 位置。休息和睡眠时最好在肘关节部位垫一个枕头，或垫上毛巾、被子，令手术部位相对较为舒适。平时要注意观察局部的肿胀情况，如果出现肿胀加重，必须马上去医院复查。如果出现肿胀减轻、外固定松动的情况，也必须去医院及时调整外固定的状态。

53 肘关节手术后是否需要避免使用特定的药物或草药？

肘关节手术后，患者可能需要避免或谨慎使用某些药物或草药，以防止干扰手术部位的康复和愈合过程。具体需要避免或谨慎使用的药物或草药种类取决于手术类型、康复进展和个体差异。以下是一些常见的药物和草药，可能需要避免或谨慎使用：

（1）抗凝药物：某些抗凝药物，如华法林和阿司匹林等，可能会增加出血的风险。在手术前和手术后，医生可能会建议患者停用这些药物或调整剂量。患者务必遵循医生的指示，并在停药或调整剂量之前咨询医生。

（2）非甾体抗炎药：某些非甾体抗炎药，如布洛芬和萘普生，可能会干扰伤口愈合和骨折愈合。在手术后的早期，医生可能会建议患者避免或限制使用这些药物。患者可咨询医生，了解何时可以安全地使用这类药物。

（3）其他草药和补充剂：某些草药和补充剂可能会干扰手术

部位的康复和愈合过程。例如,鱼油、大蒜、姜和白藜芦醇等可能具有抗凝作用。在手术前和手术后,医生可能会建议患者停止使用这些草药和补充剂。患者务必告知医生自己正在使用的任何草药或补充剂,并遵循医生的建议。

重要的是,患者应与医生讨论自己正在使用的所有药物和草药,这包括处方药、非处方药和补充剂。他们将能够为患者提供个性化的建议,并告诉患者哪些药物或草药是需要避免或谨慎使用的,以确保手术部位的康复和愈合进展顺利。

54 肘关节手术后是否需要遵循特定的康复计划和指导?

肘关节手术后通常需要遵循特定的康复计划和指导。康复计划的具体内容会根据手术类型、手术后的康复进展和个体差异而有所不同。以下是一般性的康复指导原则:

(1)物理治疗:肘关节手术后,物理治疗是非常重要的一部分。物理治疗师将根据患者的具体情况制定个性化的康复计划,包括特定的运动和疗法,以帮助恢复肌肉力量、关节灵活性和功能。

(2)活动限制:在手术后的早期,患者可能需要限制某些活动,以免过度使用手臂和肘关节,从而影响康复和愈合。医生和物理治疗师会告诉患者哪些活动是需要避免或限制的,并在逐渐康复时逐步增加活动强度和范围。

（3）康复锻炼：康复期间，患者可能需要进行一系列的锻炼和运动，以帮助恢复肌肉力量、关节稳定性和运动范围。这些锻炼可能包括肌肉强化、伸展、平衡和协调练习等。物理治疗师将指导患者正确进行这些锻炼，并根据患者的康复进展逐渐调整和增加锻炼的难度。

（4）康复时间：每个人的康复时间都是不同的，这取决于手术类型、个体差异和康复质量。康复时间可能会持续数周到数月，甚至更长时间。患者应遵循医生和物理治疗师的建议，并耐心地进行康复，以促进手术部位的康复和功能恢复。

重要的是，患者应与医生和物理治疗师密切合作，遵循其康复计划和指导。如果患者有任何疑问或需要进一步的指导，应咨询医疗团队。

55 什么是肘关节恐怖三联征？

肘关节恐怖三联征是指肘关节后脱位、桡骨头骨折和尺骨冠状突骨折同时存在的一种严重的肘关节损伤。它是一种相对罕见的复杂损伤，通常发生在高能量的外伤下，如车祸、高处坠落或运动伤害。肘关节恐怖三联征需要及时诊断和治疗，并通常需要进行外科手术修复。

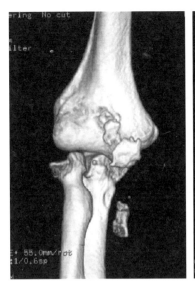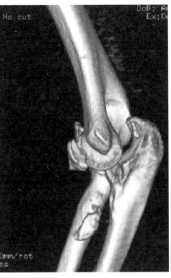

肘关节恐怖三联征

56 肘关节恐怖三联征的治疗方法是什么？

肘关节恐怖三联征的治疗方法如下：

（1）紧急处理：在明确诊断后，应立即处理肘关节后脱位和尺骨冠状突骨折，并进行必要的止血措施。

（2）复位和固定：对于肘关节后脱位，需要进行复位，通常通过手动牵引和旋转的方式进行。对于尺骨冠状突骨折，需要进行内固定，常见的方法包括使用钢板、螺钉或钢丝固定骨折部位。

（3）早期功能锻炼：在骨折固定后，早期进行功能锻炼是非常重要的。这包括进行早期关节活动、肌肉力量训练和康复治疗,以促进肘关节的功能恢复。

（4）个体化治疗：治疗方案应根据患者的年龄、骨折类型和伴随损伤的具体情况进行个体化制定。有些情况可能需要手术治疗，例如复杂的骨折或软组织损伤。

总的来说，肘关节恐怖三联征的治疗目标是复位和稳定骨折部位，并通过早期功能锻炼和康复治疗来促进肘关节的功能恢复。具体的治疗方案应根据患者的情况进行个体化制定。

57 肘关节恐怖三联征是否会有后遗症？

肘关节恐怖三联征的治疗效果因个体差异和手术的成功程度而有所不同。一些患者可能会在康复过程中遇到困难，如关节僵硬、肌肉无力或关节不稳定。及早进行物理治疗和康复锻炼，并遵循医生的建议，可以最大限度地减少后遗症的发生。

第三篇
肘关节镜

58 什么是肘关节镜手术?

　　肘关节镜手术是使用肘关节镜器械,通过小切口在肘关节内进行手术治疗。

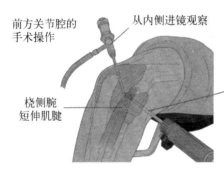

前方关节腔的手术操作

从内侧进镜观察

从外侧使用刨刀、射频消融、钳子等进行操作

桡侧腕短伸肌腱

肘关节镜

59 肘关节镜手术有哪些适应证?

　　肘关节镜手术适用于多种肘关节问题,以下是一些常见的适应证:

（1）关节内骨折：肘关节镜手术可以用于修复肘关节内的骨折，如尺骨骨折、肱骨髁上骨折等。

（2）关节软骨损伤：肘关节镜手术可以用于修复关节内的软骨损伤或切除碎片，如软骨撕裂、软骨碎片等。

（3）关节滑膜炎：肘关节镜手术可以用于清除关节内出现炎症的滑膜，以减轻炎症。

（4）关节囊损伤：肘关节镜手术可以用于关节囊损伤的修复或重建，如关节囊撕裂、关节囊松弛等。

（5）关节韧带损伤：肘关节镜手术可以用于关节韧带损伤的修复或重建，如尺侧副韧带撕裂等。

（6）关节卡压综合征：肘关节镜手术可以用于解除关节内的卡压，如肘关节内的肌腱卡压综合征。

（7）关节肿瘤：肘关节镜手术还可以用于检查和切除关节内的肿瘤，如滑膜肉瘤等。

需要注意的是，以上仅列举了一些常见的适应证，具体应由医生根据患者的具体情况进行评估和决定。如果患者认为自己可能需要进行肘关节镜手术，可咨询医生以获取准确的诊断和治疗建议。

60 肘关节镜手术需要全麻吗？

肘关节镜手术通常需要全麻。全麻可以确保患者在手术过程中不会感到疼痛或不适,并且可以使患者保持安静和稳定,以便医生能够准确地进行手术。全麻还可以使患者进入无意识状态,以便手术过程中患者不会有任何记忆或感知。然而,具体是否需要全麻还取决于手术的类型和患者的个体情况,医生会根据具体情况为患者选择最合适的麻醉方式。如果患者担心麻醉问题,可以与医生进行详细讨论,以便了解更多关于手术麻醉的信息。

61 肘关节镜手术需要住院吗?

肘关节镜手术通常是日间手术,患者在手术后几个小时内可以回家,但有时可能需要住院观察。

62 肘关节镜手术的风险是什么?

肘关节镜手术是一种相对安全的手术,但仍然存在一些风险。以下是肘关节镜手术可能发生的风险:

(1)感染:手术过程中可能引入细菌,导致感染发生。这种情况相对少见,但仍然可能发生。

(2)出血:手术过程中可能会出血,尤其是在切除组织或修复血管时。

（3）神经或血管损伤：手术过程中可能会损伤周围的神经或血管，尤其是在操作较为复杂的情况下。

（4）关节僵硬：手术后，关节可能会出现僵硬或运动受限的情况。这可能是由于手术过程中的组织切除或修复所致。

（5）血栓形成：手术后，患者可能会有血栓形成的风险，尤其是在长时间卧床休息或活动受限的情况下。

（6）镜片脱落：在手术过程中，肘关节镜可能会脱落或断裂，需要额外的操作来取出。

（7）镜片碎裂：肘关节镜可能会在手术过程中碎裂，导致碎片残留在关节内，可能需要额外的操作来清除。

需要注意的是，以上风险是一般情况下的可能性，具体的风险因手术类型、患者的个体情况和医生的经验而异。在决定进行肘关节镜手术之前，医生会对患者进行评估，并详细解释手术的风险和获益。如果患者对手术的风险有任何疑虑，可与医生进行详细讨论。

63 肘关节镜手术后需要多长时间恢复？

恢复时间因手术类型和个体差异而异，通常需要几周到几个月的时间。

64 肘关节镜手术后需要物理治疗吗?

肘关节镜手术后通常需要进行物理治疗。物理治疗有助于恢复肘关节的功能和力量,减轻疼痛,促进康复。具体的物理治疗方案会根据手术类型、患者的个体情况和医生的建议而定。

物理治疗可能包括以下内容:

(1)关节活动性锻炼:物理治疗师会指导患者进行关节活动性锻炼,以帮助恢复关节的运动范围和灵活性。

(2)强化锻炼:物理治疗师会设计一系列的强化锻炼,以增强肘关节周围的肌肉力量和稳定性。

(3)柔韧性训练:物理治疗师可能会进行柔韧性训练,以帮助恢复肘关节周围的肌肉和组织的柔韧性。

(4)手法治疗:物理治疗师可能会使用手法治疗,如按摩、牵引等,以减轻疼痛和促进康复。

(5)功能训练:物理治疗师会进行功能训练,以帮助患者恢复日常生活和工作中所需的肘关节功能。

物理治疗的具体内容和持续时间会根据患者的康复进展和个体情况进行调整。患者应遵循物理治疗师的建议并积极参与康复计划,以加速肘关节的康复。

65 肘关节镜手术后是否会有瘢痕？

有，但瘢痕相对较小。

肘关节镜手术的切口较小，通常只有几毫米。

66 肘关节镜手术后是否会有疼痛？

肘关节镜手术后可能会出现一定程度的疼痛，但疼痛的程度和持续时间因个体差异和手术类型而异。以下是一些可能导致疼痛的因素：

（1）手术创伤：手术过程中，医生会在肘关节区域进行切口和操作，这可能导致手术创伤引起的疼痛。

（2）关节内组织损伤：手术过程中，可能需要切除或修复关节内的组织，如软骨碎片、韧带损伤等，这些操作可能会导致疼痛。

（3）关节肿胀和炎症：手术后，肘关节可能会出现肿胀和炎症反应，这可能导致疼痛。

（4）物理治疗和康复：物理治疗和康复过程中，可能会进行一些锻炼和操作，这可能会引起一定程度的疼痛。

为了控制手术后的疼痛，医生通常会给予患者适当的镇痛药物，并根据患者的疼痛程度和个体情况进行调整。此外，冰敷、休息等也可以帮助减轻疼痛和促进康复。如果手术后的疼痛严重或持续时间较长,应及时与医生联系。

肘关节镜手术后是否需要使用支具?

根据手术类型和医生建议,患者可能需要使用支具来保护肘关节。

肘关节镜手术后是否可以进行正常活动?

肘关节镜手术后,患者通常需要一定的康复时间,才能逐渐恢复到正常活动水平。具体的恢复时间和能否进行正常活动会因手术类型、手术后康复计划和个体差异而有所不同。以下是一般情况下的一些指导:

(1)初期恢复阶段:在手术后初期,患者可能需要佩戴支撑装置(如石膏、夹板或护具)来保护肘关节,并避免过度活动。此时,患者通常需要休息和限制活动,以便手术创伤愈合。

(2)物理治疗阶段:随着康复的进行,患者会逐渐开始进行物理治疗,包括关节活动性锻炼、强化锻炼和功能训练等。物理治疗师会根据患者的康复进展和个体情况,逐渐引导患者进行更多的活动。

（3）恢复期：在康复过程中,患者会逐渐恢复到正常活动水平。这可能需要几周或几个月的时间,具体取决于手术类型和个体差异。患者需要遵循医生和物理治疗师的建议,逐渐增加活动强度和范围,以避免过度使用和再次受伤。

69 肘关节镜手术后是否会复发?

肘关节镜手术后,复发的可能性是存在的,但具体的复发概率会因手术类型、患者的个体情况和康复措施而有所不同。以下是一些可能导致复发的因素：

（1）手术原因：如果手术过程中未能完全修复或清除引起问题的组织,或者手术出现并发症,如感染或神经损伤,可能会导致复发。

（2）不当的康复：如果患者在康复期间没有严格地遵循医生和物理治疗师的建议,过度活动或受伤,可能会导致复发。

（3）原发病因：某些肘关节问题可能具有复发倾向,如滑膜炎、肘关节不稳定等。即使手术治疗有效,但如果原发病因未能得到有效控制,可能会导致复发。

为减少复发风险,患者应遵循以下建议：

（1）遵循医生和物理治疗师的康复指导：严格执行康复计划,包括逐渐增加活动强度和范围,以及避免过度活动和受伤。

（2）维持肘关节的稳定性：如果手术是为了修复肘关节的稳

定性问题,患者可能需要采取额外的措施,如佩戴支撑装置或使用肘关节支撑器,以维持关节的稳定性。

(3)注意日常生活活动和运动:在日常生活活动和运动中,患者应注意避免过度使用肘关节,以免受伤和再次损伤。

如果患者在手术后出现疼痛、肿胀、运动受限或其他异常症状,应及时与医生联系,以便进行评估和治疗。医生会根据具体情况提供适当的建议和治疗方案。

 肘关节镜手术是否需要特殊的饮食安排?

一般来说,肘关节镜手术并不需要特殊的饮食安排。然而,饮食对于康复和健康仍然非常重要。以下是饮食与营养方面的一些建议:

(1)均衡饮食:保持均衡的饮食对于身体的康复和健康至关重要。确保摄入足够的蛋白质、碳水化合物、脂肪、维生素和矿物质,以支持伤口愈合和肌肉恢复。

(2)营养密集食物:选择富含营养的食物,如新鲜水果、蔬菜、全谷物、瘦肉、鱼类、豆类和坚果等。这些食物富含维生素、矿物质和抗氧化剂,有助于促进康复和提供身体所需的营养。

(3)水分摄入:保持足够的水分摄入,以保持身体的水平衡。水对于细胞功能和康复过程至关重要。

(4)控制体重:保持健康的体重有助于减轻关节的负担,促进康复。

（5）避免刺激性食物：某些食物可能会引起炎症反应，如辛辣食物、咖啡因和酒精。如果患者感觉这些食物会加重疼痛或不适，可以适量减少或避免摄入。

重要的是，每个人的饮食需求和限制都可能不同，因此建议患者在手术前后咨询医生或营养师，以获取个性化的饮食建议。他们可以根据患者的具体情况和康复需求，提供适当的指导和建议。

 71 肘关节镜手术是否需要停止服用药物？

在肘关节镜手术前，患者应告知医生正在使用的所有药物，包括处方药、非处方药和补充剂。医生会根据手术类型、患者的个体情况和正在使用的药物来决定是否需要停止或调整药物的使用。以下是一些常见的药物和建议：

（1）抗凝药物：如果患者正在使用抗凝药物，如华法林、阿司匹林或其他抗血小板药物，医生可能会建议在手术前停用药物或调整剂量，以减少手术出血的风险。

（2）镇痛药：在手术前，医生可能会建议停止使用某些镇痛药，如非甾体抗炎药，因为它们可能增加手术出血的风险。

（3）其他药物：根据患者的具体情况，医生可能会建议停止或调整其他药物的使用，如免疫抑制剂、抗生素或其他治疗慢性疾病的药物。

患者应在手术前与医生讨论正在使用的药物，并按照医生的建议进行调整。患者不应自行停止或调整药物的使用，而应遵循医生的建议。医生会根据患者的具体情况和手术需求，制定最合适的药物管理计划。

 肘关节镜手术前需要做哪些准备?

肘关节镜手术通常需要预先准备，以下是一些常见的准备措施：

（1）术前评估：在手术前，医生会进行肘关节的详细评估，包括病史询问、体格检查和影像学检查（如 X 线、MRI 等），以确定手术的适应证和手术计划。

（2）停止进食和饮水：通常，在手术前的一段时间内，患者需要停止进食和饮水。具体的时间要求会根据医生的指示而有所不同。

（3）停止使用药物：根据医生的指示，患者可能需要在手术前停止使用某些药物，如抗凝药物、非甾体抗炎药等。这是为了减少手术出血的风险。

（4）麻醉选择：肘关节镜手术可以使用局部麻醉或全身麻醉。医生会根据手术类型、患者的个体情况和偏好来选择适当的麻醉方式。

（5）术前准备：在手术前，患者需要按照医生的指示进行术前准备,如洗净手臂、穿戴手术服、移除首饰等。

在手术前,患者应与医生进行详细的讨论,了解手术的具体要求和准备措施。医生会根据患者的具体情况提供适当的指导和建议,以确保手术的顺利进行。

73 肘关节镜手术有哪些禁忌证?

肘关节镜手术有一些相对禁忌证,包括但不限于以下情况:

(1)活动性感染:如果肘关节处于活动性感染状态,如关节炎或软组织感染,肘关节镜手术可能会加重感染并导致并发症。

(2)严重的骨质疏松:肘关节镜手术需要在骨骼较为稳定的情况下进行,如果患者存在严重的骨质疏松,可能增加骨折的风险。

(3)严重的关节僵硬:如果肘关节僵硬且无法通过非手术治疗方法改善,肘关节镜手术可能无法有效进行。

(4)全身性疾病或凝血功能异常:某些全身性疾病或凝血功能异常可能增加手术风险,因此在这些情况下肘关节镜手术可能不被推荐。

(5)无法耐受麻醉:如果患者存在严重的心肺功能障碍或对麻醉药物过敏,可能无法耐受肘关节镜手术。

需要注意的是,以上只是一些相对禁忌证的例子,具体是否适合进行肘关节镜手术还需要根据患者的具体情况和医生的判断来决定。

第四篇
肘关节术后康复

74 肘关节术后多久可以开始进行康复运动?

　　肘关节术后多久可以开始进行康复运动取决于手术类型和医生的建议。通常情况下,肘关节术后的一两周内可以开始进行康复运动。然而,具体的时间会因手术的复杂性和个体情况而有所不同。医生会根据患者的具体情况和手术类型来确定最适合康复运动开始的时间点。在开始康复运动之前,患者应与医生和康复师进行详细的讨论,以确保康复运动安全、有效。

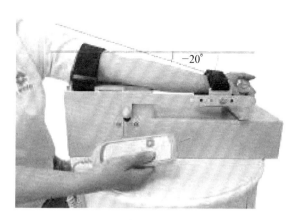

肘关节康复

75 肘关节术后的康复运动有哪些?

肘关节术后的康复运动主要包括以下几个方面:

(1)肘关节活动性运动:包括肘关节的伸展和屈曲,旨在恢复关节的正常活动范围。

(2)肘关节强化性运动:包括肘关节的屈曲和伸展运动及肌肉强化训练,旨在增强肌肉力量和稳定性。

(3)肘关节旋转运动:肘关节的旋转运动,如旋转前臂和手掌,以恢复肘关节的正常旋转功能。

(4)抗阻力训练:通过使用弹力带、哑铃或其他抗阻力设备进行肘关节的强化训练,以增加肌肉力量和稳定性。

(5)平衡和协调训练:通过进行平衡和协调练习,如单脚站立或平衡板训练,以提高肘关节的平衡和协调能力。

(6)柔韧性训练:通过进行伸展和拉伸运动,以增加肌肉和软组织的柔韧性,减少肌肉紧张和僵硬。

(7)手指和手腕的运动训练:包括手指和手腕的屈曲和伸展运动,以恢复手部的功能和灵活性。

(8)肩部和上肢的运动训练:包括肩部和上肢的活动性运动,以保持肩部和上肢的功能和协调性。

以上是一些常见的肘关节术后康复运动,具体的康复计划会根据手术类型、个体情况和康复进展而有所不同。患者应在医生和康复师的指导下进行康复运动,以确保安全、有效。

76 肘关节术后康复运动的频率和持续时间是多少?

肘关节术后康复运动的频率和持续时间会根据手术类型、个体情况和康复进展而有所不同。以下是一些常见的指导原则:

(1)频率:通常建议每天进行康复运动,以保持连续性和促进康复进展。然而,在康复初期,可能需要根据个体情况和手术类型逐渐增加运动的频率。

(2)持续时间:每次康复运动的持续时间通常为 15～30 分钟。这取决于个体的耐受能力和康复进展。在康复初期,可能需要较短的时间,然后逐渐增加到 30 分钟。

需要注意的是,康复运动的频率和持续时间应根据个体的疼痛和疲劳程度进行调整。如果出现过度疼痛或疲劳,应适当减少运动的频率和持续时间,并及时与医生和康复师进行沟通。

此外,康复期间还应注意适当的休息和恢复,以避免过度使用和损伤。康复师会根据个体情况和康复进展制定具体的康复计划,包括运动的频率、持续时间和逐渐增加的进度。患者应遵循康复师的指导,并及时与其沟通任何康复进展或问题。

77 肘关节术后的康复期需要多长时间?

肘关节术后康复期的持续时间会因手术类型、个体情况和康复进展而有所不同。一般来说,肘关节术后的康复期通常为3～6个月。

在康复初期,通常需要几周的时间来控制疼痛和肿胀,并恢复肘关节的活动范围。随着康复的进行,患者会逐渐开始进行肌肉强化和功能性训练,以恢复肌肉力量和关节稳定性。

在康复中期,通常会继续进行肌肉强化和功能性训练,并逐渐增加运动的难度和复杂性。这个阶段的目标是增加肌肉力量和稳定性,并恢复日常生活和工作的活动功能。

在康复后期,患者通常会继续进行肌肉强化和功能性训练,并逐渐恢复高强度和高水平的活动。这个阶段的目标是恢复运动和运动技能,并预防再次受伤。

需要注意的是,康复期的持续时间会因个体情况和康复进展而有所不同。有些患者可能需要更长的时间来完全恢复,而有些患者可能会在较短的时间内恢复到正常活动水平。康复师会根据个体情况和康复进展制定具体的康复计划,并定期评估和调整康复进展。

78 肘关节术后是否需要佩戴支具?

肘关节术后是否需要佩戴支具取决于手术类型、手术后的情况及医生的建议。在某些情况下,医生可能会建议患者佩戴肘关节支具来提供额外的稳定性和保护。

以下是一些常见的肘关节术后可能需要佩戴支具的情况：

（1）关节固定：在某些手术中，如关节重建或关节置换手术，可能需要在手术后的一段时间内固定肘关节。这可能需要佩戴支具，如固定夹板或石膏绷带，以保护手术部位并促进骨骼愈合。

（2）稳定性支持：在某些手术中，如肘关节韧带修复或重建手术，可能需要佩戴支具来提供额外的稳定性支持。这有助于保护手术部位，并防止再次受伤。

（3）运动控制：在某些情况下，医生可能会建议患者佩戴支具来限制肘关节的运动范围，以促进康复和防止过度使用。这可以帮助控制疼痛和肿胀，并促进肌肉和软组织的愈合。

需要注意的是，是否需要佩戴支具以及佩戴的时间会根据手术类型和个体情况而有所不同。医生会根据患者的具体情况和康复进展来确定是否需要佩戴支具，并提供相应的建议和指导。

79 肘关节术后是否需要物理治疗？

肘关节术后通常需要进行物理治疗，以帮助恢复肘关节的功能和活动能力。物理治疗可以通过多种手段来促进康复，包括运动疗法、手法治疗、电疗和其他治疗方法。

以下是一些常见的肘关节术后可能需要进行的物理治疗方法：

（1）运动疗法：物理治疗师会设计和指导一系列的康复运

动,以恢复肘关节的活动范围、肌肉力量和稳定性。这些运动可能包括肘关节的伸展和屈曲、旋转运动以及肩部和上肢的运动训练。

（2）手法治疗：物理治疗师可能会使用手法治疗，如按摩、关节牵引和关节调整，来减轻疼痛、改善关节运动和促进康复。

（3）电疗：物理治疗师可能会使用电疗设备，如电刺激、超声波和热疗，来减轻疼痛、促进血液循环和加速组织修复。

（4）功能训练：物理治疗师可能会进行功能性训练，以帮助患者恢复日常生活活动和工作的功能。这可能包括模拟日常生活活动、工作或运动的训练，以提高肘关节的功能和协调性。

物理治疗的具体内容和持续时间会根据手术类型、个体情况和康复进展而有所不同。物理治疗师会根据患者的具体情况制定个性化的康复计划，并定期评估和调整康复进展。

80 肘关节术后康复期间是否需要避免某些活动？

在肘关节术后的康复期间，主要是康复初期，可能需要避免或限制某些活动，以保护手术部位并促进康复。以下是一些常见的需要避免或限制的活动：

（1）重型抓握和提重物：在康复初期，可能需要避免进行重型抓握和提重物的活动，以避免对手术部位施加过大的压力和应力。这有助于预防手术部位的再次损伤，避免延缓康复进程。

（2）高强度运动和冲击活动：在康复初期，应避免进行高强度的运动和冲击活动，如跑步、跳跃和剧烈运动。这有助于保护手术部位，并防止再次受伤。

（3）过度伸展和屈曲：在康复初期，可能需要避免进行过度的肘关节伸展和屈曲活动，以避免对手术部位施加过大的压力和应力。这有助于保护手术部位，并促进骨骼和软组织的愈合。

（4）旋转和扭转活动：在康复初期，可能需要避免进行过度的肘关节旋转和扭转活动，以避免对手术部位施加过大的压力和应力。这有助于保护手术部位，并促进康复进程。

需要注意的是，具体需要避免或限制的活动会根据手术类型、个体情况和康复进展而有所不同。医生和康复师会根据患者的具体情况提供相应的建议和指导。

81 肘关节术后康复期间是否需要使用冷热敷治疗？

在肘关节术后的康复期间，冷热敷治疗可以作为一种辅助手段来缓解疼痛、减轻肿胀和促进康复。具体使用冷敷还是热敷取决于康复阶段和患者的具体情况。

（1）冷敷：在手术后的初期，冷敷可以帮助减轻疼痛和肿胀。冷敷可以通过收缩血管、减少血液流量和降低组织代谢来减轻炎症反应。常见的冷敷方法包括使用冰袋、冷敷凝胶或冷水浸泡。

（2）热敷：在手术后的中后期，热敷可以帮助放松肌肉、促进血液循环和加速组织修复。热敷可以通过扩张血管、增加血液流量和促进组织代谢来促进康复。常见的热敷方法包括使用热水袋、热敷凝胶或热水浸泡。

需要注意的是，使用冷热敷治疗时应遵循以下原则：

在使用冷敷或热敷之前，应先咨询医生或康复师的建议，以确定何时及如何使用冷热敷治疗。

冷敷和热敷的时间通常为15～20分钟，两次使用之间应有适当的间隔。

在使用冷敷或热敷时，应避免直接接触皮肤，以免引起冻伤或烫伤。可以使用毛巾或布料来包裹冷热敷物。

如果冷热敷治疗引起不适或加重症状，应立即停止使用并咨询医生或康复师。

热敷治疗可以作为康复的辅助手段，但并不是唯一的康复方法，具体应咨询医生和康复师。

82 肘关节术后康复期间是否需要服用药物？

在肘关节术后的康复期间，可能需要服用药物来控制疼痛、减轻炎症和促进康复。具体需要服用哪些药物以及使用的时间和剂量，应根据手术类型、个体情况和医生的建议而定。

以下是可能在肘关节术后的康复期间使用的一些常见药物：

（1）镇痛药：在手术后的初期，可能需要服用镇痛药来缓解手术部位的疼痛。这可以包括一些非处方的非甾体抗炎药（如布洛芬、对乙酰氨基酚）或处方的镇痛药（如阿片类药物）。

（2）抗炎药：在手术后的初期，可能需要服用抗炎药来减轻手术部位的炎症和肿胀。这可以包括一些非处方的非甾体抗炎药（如布洛芬、吲哚美辛）或处方的抗炎药（如类固醇类药物）。

（3）抗生素：在某些情况下，如关节置换手术，可能需要在手术后的一段时间内服用抗生素来预防感染。具体的抗生素类型和使用时间应根据医生的建议而定。

需要注意的是，药物的使用应遵循医生的指导和处方。患者应按照医生的建议服用药物，并及时与医生沟通任何不适或副作用。此外，患者应避免自行购买和使用非处方药物，以免产生不良影响。

除了药物治疗，康复期间还应结合物理治疗、康复运动和其他康复措施来促进康复。

83 肘关节术后是否需要定期复诊？

肘关节术后通常需要定期复诊。定期复诊的目的是评估手术部位的康复进展，监测手术效果，及时调整康复计划。

定期复诊时，医生可能会进行以下评估和处理：

（1）检查手术部位：医生会检查手术部位的伤口愈合情况、

肿胀和疼痛程度。他们还会评估手术部位的活动范围、肌肉力量和稳定性。

（2）影像学检查：根据需要，医生可能会要求进行 X 线、MRI 或 CT 等影像学检查，以评估手术部位的骨骼结构和软组织情况。

（3）调整康复计划：根据手术部位的康复进展和评估结果，医生可能会调整康复计划，包括物理治疗的内容和频率、药物的使用和康复运动的指导。

（4）提供建议和指导：医生会向患者提供关于康复的建议和指导，包括日常生活活动的注意事项、康复运动的指导和预防再伤的建议。

定期复诊的频率和持续时间会根据手术类型、个体情况和康复进展而有所不同。患者应遵循医生的建议，并按时进行定期复诊。

84 肘关节术后是否需要进行康复评估？

肘关节术后通常需要进行康复评估。康复评估的目的是评估手术部位的康复进展，确定康复的效果，并根据评估结果调整康复计划。

康复评估可能包括以下内容：

（1）功能评估：医生或康复师会评估手术部位的功能，包括活动范围、肌肉力量、关节稳定性和手部功能。这可以通过一系列的测试和测量来完成,如关节活动度测量、肌力测试和功能评估问卷等。

（2）疼痛评估：医生或康复师会评估手术部位的疼痛程度及疼痛对功能的影响。这可以通过疼痛评分表、疼痛问卷和疼痛观察来完成。

（3）影像学评估：根据需要,医生可能会要求进行 X 线、MRI 或 CT 等影像学检查,以评估手术部位的骨骼结构和软组织情况。

（4）动作分析：医生或康复师可能会观察和分析患者在日常生活活动和康复运动中的动作,以评估手术部位的运动质量和功能恢复情况。

根据康复评估的结果,医生或康复师可以确定康复计划的调整和下一步方向。患者应积极配合康复评估,并及时与医生或康复师沟通任何康复进展或问题。遵循康复计划和定期进行康复评估可以帮助患者更好地恢复功能和提高生活质量。

85 肘关节术后康复期间是否需要进行肌肉强化训练?

肘关节术后康复期间通常需要进行肌肉强化训练。肌肉强化训练是康复的重要组成部分,可以帮助增加肌肉力量、提高关节稳定性和促进功能恢复。

肌肉强化训练的目标是通过逐渐增加负荷和挑战，促进肌肉的适应性改变和增强力量。具体的肌肉强化训练可以包括以下内容：

（1）肌肉力量训练：通过使用弹力带、哑铃、杠铃等器械，进行肌肉力量训练。这可以包括针对肘关节周围的肌肉进行的锻炼，如肱二头肌、肱三头肌、肘肌等。

（2）功能性训练：进行一些模拟日常生活活动和运动的功能性训练，以提高肌肉的协调性和运动控制能力。例如，进行握力训练、抓取和放置动作的训练等。

（3）稳定性训练：通过进行平衡训练和关节稳定性训练，提高肘关节的稳定性和控制能力。这可以包括单腿平衡训练、平衡板训练、肘关节稳定性练习等。

（4）逐渐增加负荷和挑战：在康复过程中，逐渐增加训练的负荷和挑战，以促进肌肉的适应性改变和增强。这可以通过增加重量、增加训练次数和改变训练方式来实现。

肌肉强化训练应根据个体情况和康复进展来制定，并在医生或康复师的指导下进行。患者应遵循康复计划，并及时与医生或康复师沟通任何康复进展或问题。适当的肌肉强化训练可以帮助恢复肌肉力量和功能，提高肘关节的稳定性和运动能力。

86 **肘关节术后康复期间是否需要进行平衡和协调训练?**

　　肘关节术后康复期间通常需要进行平衡和协调训练。平衡和协调训练是康复的重要组成部分,可以帮助提高肘关节的稳定性、增强肌肉协调性和改善运动控制能力。

　　平衡和协调训练的目标是通过特定的练习和挑战,提高身体的平衡能力和运动控制能力。具体的平衡和协调训练包括以下内容:

　　(1)平衡训练:进行包括单腿平衡练习、平衡板训练、闭眼平衡练习等在内的一系列平衡练习,以提高肘关节周围肌肉的平衡能力和稳定性。

　　(2)协调训练:进行包括手眼协调练习、手部精细动作练习、肘关节稳定性练习等一些协调性练习,以提高肘关节周围肌肉的协调性和运动控制能力。

　　平衡和协调训练应根据个体情况和康复进展来制定,并在医生或康复师的指导下进行。适当的平衡和协调训练可以帮助提高肘关节的稳定性和运动控制能力,减少再伤的风险。

 87 **肘关节术后康复期间是否需要进行柔韧性训练?**

　　肘关节术后康复期间通常需要进行柔韧性训练。柔韧性训练是康复的重要组成部分,可以帮助增加肌肉和软组织的柔韧性,提高关节的活动范围和运动效率。

柔韧性训练的目标是通过逐渐伸展和放松肌肉、软组织,增加其弹性和可伸展性。具体的柔韧性训练可以包括以下内容:

(1)伸展练习:进行一系列的伸展练习,以增加肘关节周围肌肉和软组织的柔韧性。这可以包括肱二头肌、肱三头肌、肘肌等肌肉的伸展练习。

(2)关节活动范围练习:进行包括肘关节的屈曲、伸直、旋转等动作在内的一些关节活动范围练习,以增加肘关节的活动范围和灵活性。

(3)热身和放松:在进行其他康复训练之前,进行适当的热身和放松活动,包括轻柔的全身运动、动态伸展等,以准备肌肉和软组织的柔韧性训练。

柔韧性训练应根据个体情况和康复进展来制定,并在医生或康复师的指导下进行。适当的柔韧性训练可以帮助增加肌肉和软组织的柔韧性,提高关节的活动范围和运动效率,减少肌肉紧张和受伤的风险。

88 肘关节术后康复期间是否需要进行手指和手腕的运动训练?

肘关节术后康复期间通常需要进行手指和手腕的运动训练。手指和手腕的运动训练是康复的重要组成部分,可以帮助恢复手部的功能和灵活性。

手指和手腕的运动训练的目标是通过一系列的运动练习,增加手指和手腕的活动范围、提高肌肉力量和协调性。具体的手指和手腕的运动训练可以包括以下内容:

(1)手指活动训练:通过使用手指活动器、弹力带、绷带等辅助器械来进行一系列的手指活动训练,包括屈曲、伸展、握拿、放松等动作。

(2)手腕活动训练:通过使用手腕活动器、弹力带、绷带等辅助器械来进行一系列的手腕活动训练,包括屈曲、伸展、旋转等动作。

(3)功能性训练:通过握力训练、抓取和放置动作等一些模拟日常生活活动和手部功能的功能性训练,以提高手指和手腕的协调性和运动控制能力。

手指和手腕的运动训练应根据个体情况和康复进展来制定,并在医生或康复师的指导下进行。适当的手指和手腕的运动训练可以帮助恢复手部的功能和灵活性,提高日常生活和工作的能力。

89 肘关节术后康复期间是否需要进行肩部和上肢的运动训练?

肘关节术后康复期间通常需要进行肩部和上肢的运动训练。肩部和上肢的运动训练是康复的重要组成部分,可以帮助恢复肩关节的稳定性和上肢的功能。

肩部和上肢的运动训练的目标是通过一系列的运动练习，增加肩关节的活动范围、提高肌肉力量和协调性。具体的肩部和上肢的运动训练可以包括以下内容：

（1）肩关节活动训练：通过使用肩关节活动器、弹力带、绷带等辅助器械来进行一系列的肩关节活动训练，包括屈曲、伸展、外旋、内旋等动作。

（2）上肢肌肉力量训练：通过使用哑铃、杠铃、弹力带等器械来进行一系列的上肢肌肉力量训练，包括肩部肌肉、上臂肌肉、前臂肌肉等。

（3）功能性训练：通过握力训练、抓取和放置动作等进行一些模拟日常活动和上肢功能的功能性训练，以提高肩关节和上肢的协调性和运动控制能力。

肩部和上肢的运动训练应根据个体情况和康复进展来制定，并在医生或康复师的指导下进行。适当的肩部和上肢的运动训练可以帮助恢复肩关节的稳定性和上肢的功能，提高日常生活和工作的能力。

90 肘关节术后康复期间是否需要使用康复器械？

肘关节术后康复期间可能需要使用康复器械来辅助康复训练。康复器械可以提供特定的支持、调整和阻力，帮助恢复肘关节的功能和力量。

具体需要使用哪些康复器械,以及使用的时间和方式,应根据个体情况和康复进展来确定。以下是一些常见的康复器械,可能在肘关节术后康复期间使用:

(1)弹力带:可以用于进行肌肉力量训练和伸展练习。弹力带可以提供可调节的阻力,帮助增加肌肉力量和灵活性。

(2)活动器:一种可调节的装置,用于帮助进行关节活动训练。活动器可以用于肘关节的屈曲、伸直、旋转等动作的训练。

(3)握力器:可以用于进行手部和前臂肌肉的力量训练,帮助恢复握力和手部功能。

(4)平衡板:可以用于进行平衡和协调训练,帮助提高肘关节的稳定性和运动控制能力。

(5)热敷器和冷敷器:可以用于进行热敷和冷敷治疗,帮助减轻疼痛、减少肿胀和促进康复。

使用康复器械时,应遵循医生或康复师的指导,并确保正确使用和调整器械。患者应定期接受康复评估,以确定是否需要调整康复器械的使用方式或进行其他康复措施。

 肘关节术后康复期间是否需要进行功能性活动训练?

肘关节术后康复期间通常需要进行功能性活动训练。功能性活动训练是康复的重要组成部分，可帮助恢复肘关节的功能和日常生活活动能力。

功能性活动训练的目标是通过模拟日常生活中的活动，提高肘关节的协调性、力量和运动控制能力。具体的功能性活动训练可以包括以下内容：

（1）握力训练：进行握力训练，以恢复手部的力量和握持能力。这可以包括使用握力器、绷带或其他器械进行握力练习。

（2）抓取和放置训练：进行抓取和放置动作的训练，以提高手部的协调性和精细动作能力。这可以包括抓取和放置各种物体，进行精细动作的练习。

（3）功能性动作模拟：模拟日常生活中的功能性动作，如梳头、穿衣、吃饭等，进行训练。这可以帮助恢复肘关节的运动控制能力和日常生活活动能力。

（4）上肢协调训练：进行上肢的协调训练，以提高肩关节、肘关节和手部的协调性。这可以包括进行上肢的多关节动作、平衡和协调练习。

功能性活动训练计划应根据个体情况和康复进展来制定，并在医生或康复师的指导下进行。患者应遵循康复计划，并及时与医生或康复师沟通任何康复进展或问题。适当的功能性活动训练可以帮助恢复肘关节的功能和日常生活活动能力，提高生活质量。

92 肘关节术后康复期间是否需要进行神经肌肉电刺激治疗？

神经肌肉电刺激是一种物理治疗方法,通过对肌肉和神经进行电刺激,以促进肌肉收缩和增强肌肉力量。肘关节术后康复期间可能需要进行神经肌肉电刺激治疗。

在肘关节术后康复中,神经肌肉电刺激可以用于以下情况:

(1)肌肉康复:如果手术或伤害导致肌肉无法主动收缩,神经肌肉电刺激可以通过对肌肉进行电刺激,帮助恢复肌肉的功能和力量。

(2)疼痛管理:可以通过对神经进行电刺激,产生镇痛效果,以减轻手术后的疼痛和不适。

(3)肌肉萎缩预防:手术后,肌肉可能因为长时间的不活动而发生萎缩。可以通过对肌肉进行电刺激,促进肌肉收缩,预防肌肉萎缩。

进行神经肌肉电刺激治疗时,应由医生或康复师进行评估和指导。他们会根据个体情况和康复进展,制定合适的治疗计划,并确保正确使用和调整电刺激参数。

需要注意的是,神经肌肉电刺激治疗应作为康复计划的一部分,并与其他康复措施(如运动训练、功能性活动训练等)结合使用,以达到最佳的康复效果。

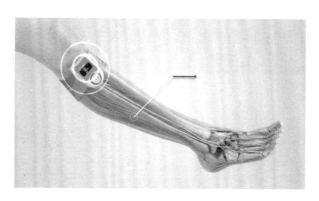

肘关节神经肌肉电刺激

93 肘关节术后康复期间是否需要进行按摩等手法治疗？

按摩等手法治疗是物理治疗方法，可以通过手法技术来促进血液循环、缓解肌肉紧张和疼痛，促进术后康复。肘关节术后康复期间可以考虑进行按摩等手法治疗。

在肘关节术后康复中，按摩等手法治疗可以有以下效果：

（1）缓解肌肉紧张：手术后，肌肉可能会出现紧张和僵硬的情况。按摩等手法治疗可以通过柔和的手法和技术，缓解肌肉紧张。

（2）促进血液循环：按摩等手法治疗可以通过刺激皮肤和组织，促进血液循环，增加氧气和营养物质的供应。

（3）减轻疼痛和不适：手术后可能会出现疼痛和不适。按摩等手法治疗可以通过刺激神经末梢，产生镇痛效果，减轻疼痛和不适。

需要注意的是,按摩等手法治疗应由专业的按摩师或康复师进行,并根据个体情况和康复进展来制定治疗计划。治疗时应避免对手术部位施加过大的压力或刺激,以免影响手术部位的愈合和康复。

此外,按摩等手法治疗可以作为康复计划的一部分,与其他康复措施(如运动训练、功能性活动训练等)结合使用,以达到最佳的康复效果。

94 肘关节术后康复期间是否需要进行冷压疗法?

冷压疗法是一种物理治疗方法,通过应用冷敷物品和适度的压力,以减轻疼痛、减少肿胀和促进康复。肘关节术后康复期间可以考虑进行冷压疗法。

在肘关节术后康复中,冷压疗法可以有以下效果:

(1)减轻疼痛:手术后可能会出现疼痛和不适。冷压疗法可以通过降低组织温度,减少神经传导速度,从而减轻疼痛感。

(2)减少肿胀:手术后可能会出现肿胀和水肿。冷压疗法可以通过收缩血管和减少血液流量,减少组织液体的渗出,从而缓解肿胀。

(3)促进康复:冷压疗法可以通过减轻疼痛和肿胀,提供更好的舒适度和活动范围,促进术后康复。

使用冷压疗法时,可以使用冰袋、冷敷贴或专门设计的冷压装置。冷敷时间通常为 15～20 分钟,每天可进行多次。需要注意的是,冷敷物品应与皮肤保持适当的隔离,以免造成冻伤或其他皮肤损伤。

然而,冷压疗法并非适用于所有人。某些情况下,如患者有循环障碍、感觉障碍或冷过敏等,可能不适合使用冷压疗法。因此,在使用冷压疗法之前,应咨询医生或康复师的建议,并根据个体情况和康复进展来决定是否适合使用冷压疗法。

此外,冷压疗法可以作为康复计划的一部分,与其他康复措施(如运动训练、功能性活动训练等)结合使用,以达到最佳的康复效果。

95 肘关节术后康复期间是否需要进行水疗?

水疗是一种物理治疗方法,通过在水中进行运动和活动,可以促进术后康复。肘关节术后康复期间可以考虑进行水疗。

在肘关节术后康复中,水疗可以有以下效果:

(1)减轻关节负荷:水的浮力可以减轻关节的负荷,降低对关节的压力和冲击。这对于手术后的肘关节来说尤为重要,可以减少疼痛和不适。

(2)提供抗阻力:水的阻力可以提供适度的抗阻力,增加肌肉的力量和耐力。这对于恢复肘关节的功能和运动能力非常有益。

（3）促进血液循环：水疗可以通过水的压力和温度，促进血液循环，增加氧气和营养物质的供应，有助于术后康复。

（4）改善关节活动范围：水的浮力和阻力可以帮助改善关节的活动范围，增加关节的灵活性和运动幅度。

需要注意的是，水疗应在医生或康复师的指导下进行，并根据个体情况和康复进展来制定适合的水疗计划。水疗时应注意水温的适宜性，避免水温过高或过低对手术部位的影响。

此外，水疗可以作为康复计划的一部分，与其他康复措施（如运动训练、功能性活动训练等）结合使用，以达到最佳的康复效果。

96 肘关节术后康复期间是否需要使用矫形器？

矫形器是一种辅助装置，可以提供支撑和稳定，帮助保护手术后的肘关节，促进术后恢复。肘关节术后康复期间可能需要使用矫形器。

在肘关节术后康复中，矫形器可以有以下作用：

（1）提供稳定支撑：手术后的肘关节可能需要一定时间来恢复稳定性。矫形器可以提供额外的支撑和稳定，减少关节的移动范围，帮助患者保护手术部位，防止再次受伤。

（2）限制不良姿势：手术后，可能需要限制某些不良姿势，如过度伸展或过度屈曲。矫形器可以通过限制关节的运动范围，帮助患者维持正确的姿势。

（3）促进康复：矫形器可以通过提供稳定性和支撑，帮助患者进行康复训练和活动。它可以减少疼痛和不适，提供更好的舒适度和活动范围，促进术后康复。

需要注意的是，矫形器的使用应由医生或康复师进行评估和指导。他们会根据手术类型、个体情况和康复进展，确定是否需要使用矫形器，以及何时、如何使用矫形器。

此外，矫形器的使用应与其他康复措施（如运动训练、功能性活动训练等）结合使用，以达到最佳的康复效果。

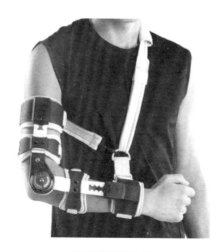

肘关节矫形支具

97 肘关节术后康复期间是否需要使用伸展器？

伸展器是一种辅助装置，可以帮助恢复和增大手术后肘关节的伸展范围。肘关节术后康复期间可能需要使用伸展器。

肘关节术后康复中,伸展器可以有以下作用:

(1)增加关节活动范围:手术后,肘关节可能会出现活动范围的限制,特别是伸展方向。伸展器可以通过提供适度的拉力和支撑,帮助增大关节的伸展范围。

(2)防止关节僵硬:手术后,肘关节可能会出现僵硬和粘连。伸展器可以通过持续的轻度拉力,帮助防止关节的僵硬和粘连,改善关节的灵活性和运动能力。

(3)促进组织愈合:伸展器可以通过适度的拉力和支撑,促进手术部位的组织愈合。它可以帮助维持正确的姿势,减少对关节的压力和冲击,有助于术后康复。

需要注意的是,伸展器的使用应由医生或康复师进行评估和指导。他们会根据手术类型、个体情况和康复进展,确定是否需要使用伸展器,以及何时、如何使用伸展器。

此外,伸展器的使用应与其他康复措施(如运动训练、功能性活动训练等)结合使用,以达到最佳的康复效果。

98 肘关节术后康复期间是否需要进行肘关节牵引治疗?

肘关节牵引是一种物理治疗方法,通过施加适度的牵引力,以减轻对关节的压力、改善关节对齐和促进康复。肘关节术后康复期间可能需要进行肘关节牵引治疗。

在肘关节术后康复中,肘关节牵引治疗可以有以下作用:

（1）减轻对关节的压力：手术后，肘关节可能会受到压力和负荷。肘关节牵引可以通过施加适度的牵引力，减轻对关节的压力，缓解疼痛和不适。

（2）改善关节对齐：手术后，肘关节可能会出现对齐问题，如关节错位或不稳定。肘关节牵引可以通过施加适度的牵引力，帮

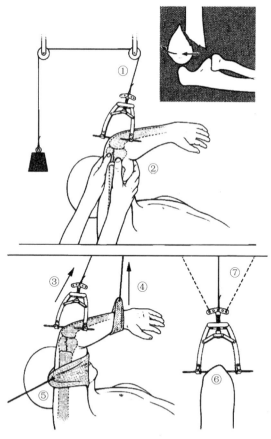

肘关节牵引

1. 牵引架；2. 肘关节屈曲90°；3. 肘部牵引方向；4. 腕关节牵引方向；5. 肱骨牵引方向；6. 尺骨鹰嘴；7. 牵引方向与鹰嘴轴线垂直

助改善关节的对齐,促进关节的稳定性和功能恢复。

(3)促进康复:肘关节牵引可以通过减轻压力和改善对齐,提供更好的舒适度和活动范围,促进康复。它可以帮助减少疼痛和肿胀,促进关节的灵活性和运动能力。

需要注意的是,肘关节牵引治疗应由医生或康复师进行评估和指导。他们会根据手术类型、个体情况和康复进展,确定是否需要进行肘关节牵引治疗,以及何时和如何进行。

此外,肘关节牵引治疗应与其他康复措施(如运动训练、功能性活动训练等)结合使用,以达到最佳的康复效果。

99 肘关节术后康复期间是否需要进行肘关节保护性包扎?

在肘关节术后康复期间,根据手术类型和医生的建议,可能需要进行肘关节保护性包扎。保护性包扎可以帮助稳定肘关节,缩小关节的活动范围,从而促进伤口愈合和康复。具体是否需要进行保护性包扎,应根据医生的建议决定。

100 肘关节术后康复期间是否需要进行肘关节的保护性固定?

在肘关节术后康复期间,有些情况下可能需要进行肘关节的保护性固定。这取决于手术类型和医生的建议。保护性固定可以通过使用支具、绷带或石膏等方法来限制肘关节的活动范围，以保护手术部位，促进伤口愈合和康复。然而，是否需要进行保护性固定应该由医生根据具体情况来决定，并根据康复进展进行调整。因此，建议在术后咨询医生，根据医生的指导进行相应的保护性固定。

101 肘关节术后康复期间是否需要进行肘关节的冷冻疗法？

冷冻疗法可以帮助减轻术后肘关节的疼痛、肿胀和炎症，促进伤口愈合和康复。在肘关节术后康复期间，冷冻疗法可能是一个有效的辅助治疗方法。

冷冻疗法可以通过使用冰袋、冷敷器或冷冻喷雾等方式进行，每次约 15～20 分钟，每天多次重复。然而，是否需要进行冷冻疗法以及具体的应用方法，应该由医生根据术后情况和个体差异来决定。因此，应在术后咨询医生，根据医生的指导进行冷冻疗法。

102 肘关节术后康复期间是否需要进行肘关节的超声治疗？

超声治疗可以通过高频声波的作用，促进血液循环、减轻疼痛、缓解肌肉紧张和促进组织修复。在肘关节术后康复期间，超声治疗可能是一个有效的辅助治疗方法。

超声治疗可以用于肘关节周围的软组织损伤、肌肉拉伤、肌腱炎等情况。然而,是否需要进行超声治疗以及具体的应用方法,应该由医生根据患者术后情况和个体差异来决定。因此,患者应在术后咨询医生,在医生的指导下进行超声治疗。

103 肘关节术后康复期间是否需要进行肘关节的激光治疗?

激光治疗可以通过激光光束的作用,促进组织修复、减轻疼痛、缓解炎症和促进血液循环。在肘关节术后康复期间,激光治疗可能是一个有效的辅助治疗方法。它可以用于肘关节周围的软组织损伤、肌肉拉伤、肌腱炎等情况。然而,是否需要进行激光治疗以及具体的应用方法,应该由医生根据患者术后情况和个体差异来决定。因此,应在术后咨询医生,并根据医生的指导进行激光治疗。

104 肘关节术后康复期间是否需要进行肘关节的电疗?

电疗可以通过电流的作用,刺激神经和肌肉,以减轻疼痛、缓解肌肉紧张和促进血液循环。在肘关节术后康复期间,电疗可能是一个有效的辅助治疗方法。它可以用于肘关节周围的软组织损伤、肌肉拉伤、肌腱炎等情况。然而，是否需要进行电疗以及具体的应用方法，应该由医生根据患者术后情况和个体差异来决定。患者应在术后咨询医生，根据医生的指导进行电疗。

105 肘关节术后康复期间是否需要进行肘关节的热疗？

热疗可以通过应用热敷、热水浸泡等方式，提高肌肉和关节的温度，促进血液循环、减轻疼痛、缓解肌肉紧张和促进组织修复。在肘关节术后康复期间，热疗可能是一个有效的辅助治疗方法。它可以用于肘关节周围的软组织损伤、肌肉拉伤、肌腱炎等情况。然而，是否需要进行热疗以及具体的应用方法，应该由医生根据患者术后情况和个体差异来决定。因此，患者应在术后咨询医生，根据医生的指导进行热疗。

106 肘关节术后康复期间是否需要进行肘关节的功能性评估？

在肘关节术后康复期间，进行肘关节的功能性评估是非常重要的。功能性评估可以帮助医生和康复师了解手术后肘关节的功能恢复情况，评估康复进展，并制定个性化的康复计划。

常见的肘关节功能性评估方法包括肘关节活动度测量、力量测试、功能性测试等。肘关节活动度测量可以评估关节的活动范围,力量测试可以评估肌肉力量的恢复情况,功能性测试可以评估肘关节在日常生活和工作中的功能恢复情况。

通过定期进行功能性评估,医生和康复师可以及时调整康复计划,确保肘关节的恢复进展顺利。因此,在肘关节术后康复期间,进行肘关节的功能性评估是非常必要的。

肘关节术后康复期间是否需要进行肘关节的力量测试?

在肘关节术后康复期间,进行肘关节的力量测试是非常重要的。力量测试可以评估手术后肘关节周围肌肉的力量恢复情况,帮助医生和康复师了解肌肉的功能恢复程度,并制定相应的康复计划。

肘关节的力量测试可以包括肘关节屈曲和伸展的力量测试,以及肘关节旋前和旋后的力量测试。通过力量测试,可以评估肌肉的力量恢复情况,判断康复进展,并根据测试结果调整康复计划。

力量测试可以通过手动抗阻力测试、使用力量测量仪器或者其他评估方法进行。具体的测试方法和评估工具应该由医生或康复师根据患者的具体情况来决定。

因此,在肘关节术后康复期间,进行肘关节的力量测试是非常重要的,可以帮助评估肌肉力量的恢复情况,指导康复治疗的进展。

108 肘关节术后康复期间是否需要进行肘关节的灵活性测试?

在肘关节术后康复期间,进行肘关节的灵活性测试是很重要的。灵活性测试可以评估手术后肘关节的关节活动度和柔韧性恢复情况,帮助医生和康复师了解关节的功能恢复程度,并制定相应的康复计划。

肘关节的灵活性测试可以包括肘关节的屈曲、伸展、旋前和旋后的活动度测量。通过灵活性测试,可以评估关节的活动范围,判断关节的柔韧性恢复情况,并根据测试结果调整康复计划。

灵活性测试可以通过手动测量关节活动度、使用测量仪器或者其他评估方法进行。具体的测试方法和评估工具应该由医生或康复师根据患者的具体情况来决定。

109 肘关节术后康复期间是否需要进行肘关节的稳定性测试?

在肘关节术后康复期间,进行肘关节的稳定性测试是非常重要的。稳定性测试可以评估手术后肘关节的稳定性恢复情况,帮助医生和康复师了解关节的稳定性,判断手术的效果,并制定相应的康复计划。

肘关节的稳定性测试可以包括前臂旋转稳定性测试、肘关节内外侧稳定性测试等。通过稳定性测试,可以评估关节的稳定性恢复情况,判断关节的韧带和肌肉的功能恢复情况,并根据测试结果调整康复计划。

稳定性测试可以通过手动测试、使用特定的稳定性测量仪器或者其他评估方法进行。具体的测试方法和评估工具应该由医生或康复师根据患者的具体情况来决定。

110 肘关节术后康复期间是否需要进行肘关节的平衡测试?

在肘关节术后康复期间,进行肘关节的平衡测试可能不是首要的评估项目。平衡测试主要用于评估身体的平衡能力,通常用于下肢和核心肌群的评估。肘关节手术主要涉及肌肉力量、关节活动度和稳定性的恢复,而不是平衡能力的恢复。

然而,肘关节手术后可能会影响身体的整体平衡能力,特别是在手术后早期。在这种情况下,进行一些简单的平衡测试可能是有益的,可评估患者的整体平衡情况,并确定是否需要额外的平衡训练。

如果患者在手术后出现平衡问题或需要进行特定的平衡训练,医生或康复师可能会选择进行肘关节的平衡测试。这些测试可能包括单腿站立、闭眼平衡、平衡板训练等。

总的来说,肘关节术后康复期间的平衡测试可能不是常规的评估项目,但在特定情况下,可以根据患者的需要,由医生或康复师进行相应的平衡测试。

111 肘关节术后康复期间是否需要进行肘关节的运动范围测试?

在肘关节术后康复期间,进行肘关节的运动范围测试是非常重要的。运动范围测试可以评估手术后肘关节的关节活动度恢复情况,帮助医生和康复师了解关节的功能恢复程度,并制定相应的康复计划。

肘关节的运动范围测试可以包括肘关节的屈曲、伸展、旋前和旋后的活动度测量。通过运动范围测试,可以评估关节的活动范围,判断关节的柔韧性恢复情况,并根据测试结果调整康复计划。

运动范围测试可以通过手动测量关节活动度、使用测量仪器或者其他评估方法进行。具体的测试方法和评估工具应该由医生或康复师根据患者的具体情况来决定。

因此,在肘关节术后康复期间,进行肘关节的运动范围测试是非常重要的,可以帮助评估关节的活动范围和柔韧性恢复情况,指导康复治疗的进展。

112 肘关节术后康复期间是否需要进行肘关节的疼痛评估?

在肘关节术后康复期间,进行肘关节的疼痛评估是非常重要的。手术后的疼痛是常见的康复问题,会影响患者的功能恢复和康复进展。

　　疼痛评估可以通过患者的主观报告和客观评估来进行。患者可以使用疼痛评分量表，如视觉模拟评分（VAS）或面部表情量表，来描述疼痛的程度。此外，医生或康复师还可以通过观察患者的表情、触摸关节区域以及进行特定的疼痛触发测试来评估疼痛的程度和性质。

　　通过疼痛评估，可以了解患者的疼痛状况，判断手术后的疼痛是否得到控制，并根据评估结果调整康复计划。如果患者出现过度疼痛或疼痛无法控制的情况，医生可能会采取相应的措施，如药物治疗、冷热敷或其他疼痛管理方法。

　　因此，在肘关节术后康复期间，进行肘关节的疼痛评估是非常重要的，可以帮助评估疼痛的程度和性质，指导疼痛管理和康复治疗的进展。

113 肘关节术后康复的早、中、晚期注意事项有哪些?

　　肘关节术后康复的早、中、晚期注意事项如下：

　　（1）术后早期（约1周内）：如肘关节骨折术后，由于骨折尚未稳定，可能存在移位、出血和肿胀等问题。在此期间，康复锻炼应以轻微肌肉收缩为主，主要进行手腕和手指肌肉收缩，可以配合热疗，以避免血栓形成和肌肉萎缩。

　　（2）术后中期（4～6周，骨折线模糊后）：可以在医生的指导下进行积极的肌肉力量和关节功能锻炼。这包括主动和被动的屈伸弹力带拉伸、器械锻炼，以及配合针灸等物理治疗。

（3）术后晚期（约6周后）：主要目标是恢复关节功能和力量。在这个阶段，可以进行负重锻炼，但需根据患者的康复进度和医生建议来调整。

114 肘关节术后康复期间术后康复训练的目的是什么？

肘关节术后康复训练的目的是尽快恢复肘关节的功能、减轻疼痛、防止肌肉萎缩和血栓形成，最终达到完全康复。康复训练应根据医生的建议和个人状况进行，持之以恒，以取得最佳康复效果。

具体应根据医生的建议进行。在康复过程中，患者如有不适，应及时就医。

115 肘关节术后康复期间是否需要进行肘关节的日常生活活动能力评估？

在肘关节术后康复期间，进行肘关节的日常生活活动能力评估是非常重要的。日常生活活动能力评估可以评估手术后肘关节在日常生活中的功能恢复情况，帮助医生和康复师了解患者在日常活动中使用肘关节的能力，并制定相应的康复计划。

日常生活活动能力评估可以包括患者在日常生活中所需的各种动作和活动的评估，如抓取物品、上下楼梯、携带重物、洗澡、穿衣等。通过日常生活活动能力评估，可以评估患者在日常生活中使用肘关节的能力，判断功能恢复的程度，并根据评估结果调整康复计划。

日常生活活动能力评估可以通过观察患者的动作、进行特定的功能测试或使用评估工具进行。具体的评估方法和工具应该由医生或康复师根据患者的具体情况来决定。

因此，在肘关节术后康复期间，进行肘关节的日常生活活动能力评估是非常重要的，可以帮助评估关节在日常生活中的功能恢复情况，指导康复治疗的进展。日常生活活动能力评估可以帮助确定康复计划中的功能训练目标，并监测功能恢复的改善情况。

116 肘关节术后康复期间是否需要进行患者生活质量评估？

在肘关节术后康复期间，进行患者生活质量评估是有意义的。肘关节手术对患者的生活质量可能会产生一定的影响，包括疼痛、功能障碍、活动限制等。因此，评估患者的生活质量可以帮助医生和康复师了解手术后患者的整体康复情况，并制定相应的康复计划。

生活质量评估可以包括患者的疼痛程度、功能恢复情况、日常生活活动能力、心理状态等方面的评估。常用的生活质量评估工具包括 SF - 36 生活质量问卷、臂、肩、手功能障碍（DASH）问卷等。这些评估工具可以通过患者的自我报告来评估患者的生活质量。

通过生活质量评估，可以了解患者在手术后的生活质量状况，判断康复进展是否满足患者的期望，并根据评估结果调整康复计划。如果患者的生活质量受到较大的影响，医生可能会采取相应的措施，如调整康复治疗方案、提供心理支持等。

因此，在肘关节术后康复期间，进行肘关节的生活质量评估是有意义的，可以帮助评估患者的整体康复情况，指导康复治疗的进展，并提供相应的支持和干预。

 肘关节术后康复期间是否需要进行患者心理健康评估？

在肘关节术后康复期间，进行患者心理健康评估是非常重要的。手术和康复过程可能对患者的心理健康产生一定的影响，包括焦虑、抑郁、自我形象问题等。因此，评估患者的心理健康可以帮助医生和康复师了解患者的心理状态，并提供相应的支持和干预。

心理健康评估可以包括患者的焦虑程度、抑郁程度、自尊心、自我形象等方面的评估。常用的心理健康评估工具包括医院焦虑抑郁量表（HADS）、症状自评量表（90 项症状清单，SCL - 90）

等。这些评估工具可以通过患者的自我报告来评估患者的心理健康状况。

通过心理健康评估，可以了解患者在手术和康复过程中的心理状态，判断是否存在焦虑、抑郁等问题，并根据评估结果提供相应的心理支持和干预。如果患者的心理健康受到较大的影响，医生可能会建议患者接受心理咨询或心理治疗，以帮助患者应对情绪问题和提升心理健康。

因此，在肘关节术后康复期间，进行患者心理健康评估是非常重要的，可以帮助评估患者的心理状态，提供相应的支持和干预，以促进患者的康复和心理健康。

118 肘关节术后康复期间是否需要进行患者社交参与评估？

在肘关节术后康复期间，进行患者社交参与评估是有意义的。手术和康复过程可能对患者的社交参与能力产生一定的影响，包括与他人的交流、参与社交活动的能力等。因此，评估患者的社交参与可以帮助医生和康复师了解患者在社交方面的困难和需求，并提供相应的支持和干预。

社交参与评估可以包括患者与他人的交流能力、参与社交活动的能力、社交支持的需求等方面的评估。评估可以通过观察患者与他人的交流情况、询问患者的社交活动参与情况、使用社交支持评估工具等方式进行。

通过社交参与评估,可以了解患者在手术和康复过程中的社交参与能力,判断是否存在社交困难,并根据评估结果提供相应的支持和干预。如果患者在社交方面遇到困难,医生和康复师可以提供社交技能训练、社交支持和建议,以帮助患者重新融入社交活动。

因此,在肘关节术后康复期间,进行患者社交参与评估是有意义的,可以帮助评估患者的社交参与能力和需求,提供相应的支持和干预,以促进患者的康复和社交参与。

119 肘关节术后康复期间是否需要设定肘关节的康复目标?

在肘关节术后康复期间,设定肘关节的康复目标是非常重要的。康复目标的设定可以帮助医生和康复师明确康复的方向和重点,指导康复治疗的进展。

康复目标的设定应该根据患者的具体情况和康复需求来确定。一般来说,肘关节术后康复的目标可以包括以下几个方面:

(1)减轻疼痛:手术后可能会有一定的疼痛,康复目标可以包括减轻疼痛,提高患者的舒适度。

(2)恢复关节功能:康复目标可以包括恢复肘关节的活动范围、力量和稳定性,使患者能够完成日常生活中的各种活动。

(3)提高肌肉力量和耐力:康复目标可以包括通过力量训练和耐力训练,提高肘关节周围肌肉的力量和耐力,增强肘关节的稳定性。

（4）改善手功能：康复目标可以包括改善手的握力、抓取物品的能力，提高手的功能恢复。

（5）提高日常生活活动能力：康复目标可以包括帮助患者恢复日常生活活动能力，如上下楼梯、携带重物、洗澡、穿衣等。

康复目标的设定应该是具体、可量化和可达到的。医生和康复师可以根据患者的康复需求和康复进展，制定个性化的康复目标，并定期评估和调整目标，以确保康复治疗的有效性和患者的康复进展。

因此，在肘关节术后康复期间，进行肘关节的康复目标设定是非常重要的，可以帮助明确康复的方向和重点，指导康复治疗的进展。

 肘关节术后康复期间是否需要制定肘关节的康复计划？

在肘关节术后康复期间，制定肘关节的康复计划是非常重要的。康复计划可以帮助医生和康复师明确康复的步骤、方法和时间安排，以达到康复目标。制定肘关节的康复计划应根据患者的具体情况和康复需求来确定。一般来说，肘关节术后康复计划可以包括以下几个方面：

（1）早期康复阶段：在手术后的早期阶段，康复计划可以包括缓解疼痛和肿胀、保护手术部位、进行被动和主动关节活动的恢复等。

（2）中期康复阶段：在手术后的中期阶段,康复计划可以包括逐渐增加肌肉力量和关节稳定性的训练、进行功能性活动的恢复、进行手功能的训练等。

（3）后期康复阶段：在手术后的后期阶段,康复计划可以包括进一步增加肌肉力量和关节稳定性的训练、进行复杂功能活动的恢复、进行日常生活活动能力的提高等。

康复计划的制定应该是个性化的,根据患者的康复需求和康复进展来确定。医生和康复师可以根据患者的具体情况,制定个性化的康复计划,并定期评估和调整计划,以确保康复治疗的有效性和患者的康复进展。

因此,在肘关节术后康复期间,制定肘关节的康复计划是非常重要的,可以帮助明确康复的步骤、方法和时间安排,指导康复治疗的进展。